세계의 최신 논문과 450년 기업 경영자의 실천에 의해
마침내 밝혀진 수면의 비밀!

최강의 수면

꿀 잠

니시카와 유카코 지음
임영현(한국수면산업협회 회장) 옮김

BOOK STAR

머리말

"잠자는 습관이 좋지 않아 잠이 잘 오지 않는다."
"한밤중에 잠에서 자주 깨어난다."
"잠을 잘 잤는데 다음 날 아침이 개운치 않다."
"잠을 잘 잤는데도 온종일 졸린다.
"좀처럼 수면 시간을 확보할 수 없다."

위 사례는 한창 일을 해야 하는 직장인들이 수면에 관해 하소연하는 전형적인 고민을 말하고 있습니다.

이처럼 많은 사람이 잠을 잘못 이루어 만성피로를 몸에 쌓아 두고 있으며, 본래의 능력과 업무의 효능을 충분히 발휘하지 못하는 현상이 증가하고 있습니다. 이런 사람들에게 '최고의 컨디션'을 제공하는 것이 이 책의 목적입니다.

저도 그렇습니다만, 현대의 직장인들은 매우 바쁜 삶을 살아가고 있습니다. 아무리 일하는 방식을 개선하려고 시도해도 업무량 자체는 변하지 않습니다. 오히려 동료가 출산 휴가나 가족을 간병하기 위해 휴가를 내게 되면 일손이 달리고, 어떤 사정으로 인해 결원이 생겨도 인원 보충이 되지 않는 상황이 겹치는 경우도 발생하여 업무량이 더욱 증가하는 사람도 있을 것입니다.

또한, 직장에서 퇴근해도 요리를 하는 등 집안일과 사람에 따라서는 아이를 돌보아야 하는 등 해결해야 할 과제가 산더미처럼 쌓이는 경우도 비일비재한 실정입니다. 게다가 자기 자신만을 위한 시간도 필요한 경우가 있다는 점을 누구나가 잘 알고 있습니다. 문제는 직장인들이 '그렇기 때문에 어쩔 수 없다'라고 자포자기하면서 더 나은 컨디션과 더 나은 신체 기능을 되찾을 수 있는 기회를 포기하는 경우가 많이 발생합니다.

이 신체 기능 회복에 대한 해결의 열쇠를 쥐고 있는 것이 바로 '수면'입니다. 저는 매일 아침 여러분과 마찬가지로 붐비는 차를 타고 집에서 회사까지 출퇴근하고 있습니다. 아침에 출근하는 현장에서는 '몽롱한 표정'을 지어 보이는 직장인들을 많이 볼 수 있습니다.

그런 사람들을 보는 순간 곧바로 '저 사람은 수면을 취하는 방법에 문제가 있다'고 생각합니다. 또 수면에 대한 오류를 바로 잡으려는 의식이 없는 것 같아 안타깝습니다.

지금 일본의 성인 5명 중 1명은 불면증을 지니고 있습니다. 여러 가지 요인에 의한 다양한 수면 부족 증상을 호소하는 목소리가 여기저기에서 들리고 있지만, 진정으로 이를 개선하기 위해 노력하는 사람은 극히 드물다고 말하지 않을 수 없습니다. 그 가운데에는 아마도 '개선하려고 시도해 보았지만 효과가 없었다' 혹은 '애당초 어떻게 할 줄 모르겠다'라고 진심으로 말하는 사람이 있는 것이 현실입니다. 그리고 반기고 싶지 않은 현실이 있는데, 그것은 사람이 35세가 되는 무렵부터 수면의 질은 급격히 떨어진다는 사실입니다. 아무런 대책도 세우지 않고 연구도 하지 않은 상태에서 수면 습관을 개선하지 않으면 항상 '어쩐지 컨디션이 좋지 않다'라고 해도 그것은 당연한 일입니다.

이러한 사실을 무시하고 '일이 바빠서 수면에 대한 대책은 그저 나중에 해야 할 일로 간주하고 뒤로 미루어 버렸다'라고 말하는 사람에게 피로가 쌓이는 것은 당연한 일이며, 당연히 신체 기능을 회복하는 것을 기대할 수 없습니다.

이 책은 수면에 대해 적극적으로 대응하여 여러분들의 신체를 근본적으로 향상하려는 것을 목적으로 하고 있습니다. 한정된 시간 속에서 얼마나 좋은 신체 기능을 발휘하며 어떻게 일상생활을 보내야 할 것인가는 사업의 결과는 물론이고 우리 삶의 질 자체를 좌우하는 중요한 문제입니다. 그러면 왜 의사도 과학자도 아닌 제가 이렇게 나서서 조언을 해야 하는지에 대해서, 그것을 설명하기 위해 여기에 간단히 저를 소개하도록 하겠습니다.

저는 쇼와니시카와(昭和西川)라는 침구 제조 회사의 창업가 집안에서 태어났습니다. 가문의 뿌리를 추적하면 약 450년 전 사무라이들이 활동했던 무로마치(室町) 시대까지 거슬러 올라갑니다. 그런데 저는 둘째 딸로 태어났기 때문에 처음부터 가업을 잇는 후계자로 지목되지 않았으며, 성장하면 결혼해서 친정을 떠날 것을 생각하고 자랐습니다. 그리고 실제로 대학을 졸업한 후에 출판사의 잡지 편집인으로서, 침구를 제작하는 회사의 딸인데도 불구하고 수면이 부족하기 짝이 없는 생활을 보내고 있었습니다.

약 10년 정도 그런 나날을 보낸 뒤, 저는 쇼와니시카와의 직원이 되었습니다. 오랫동안 근무해 왔던 직원이 그만두게 되어 그 빈자리를 채워야 하는 상황이 발생한 것입니다.

몇 년 후, 기획부서로 자리를 옮기게 되었고, 회사의 주요 품목을 리브랜딩(브랜드를 재구축하는 업무)을 담당하게 되었습니다. 그리고 저는 편집자로서의 경험을 살리면 그 업무를 잘해 나갈 것이라고 생각했습니다. 그런데 제품 광고비를 너무 많이 지출하게 되어 창업 이래로 처하게 된 최악의 적자를 만회하는 데에 실패하고 말았습니다.

회사의 회장인 아버지는 매우 격노하셨습니다. 그리고 저는 기획부서에서 자리를 옮기게 되었는데, 저의 관련 분야가 아닌 관리부로 발령을 받았습니다. 관리부가 매우 중요한 업무를 담당하고 있다는 것쯤은 잘 알고 있었지만, 그 분야에 문외한인 저로서는 아무런 경험이 없는 서투른 분야입니다. 제아무리 노력해도 아무런 성과도 보람도 없이 '따돌림'을 당한 것이나 다름없었습니다. 아버지는 제가 당신의 딸이라고 해서 적당히 봐주는 너그러운 마음씨를 지닌 경영인이 아니었습니다.

애당초 창업가의 딸인 제가 갑자기 아버지 회사의 회사원으로 입사해서 일반 사원의 입장에서 보면 어색한 부분이 있었을 것입니다. 그런 이유에서인지 이러한 인사 조치로 저는 완전히 둥둥 떠 있는 존재가 되었습니다.

아무도 말을 걸어오지 않고 매일매일 저 혼자서 많은 분량의 입출금 전표를 체크하는 일만을 처리할 뿐이었습니다. 더구나 그 업무로 만족해야 했으며, 저는 저에게 '초보자'라는 라벨이 붙여져도 어찌할 수 없는 패기도 없고 한심한 신세가 되었습니다.

아무에게도 필요 없는 투명한 존재가 된 것 같은 무료함과 외로움에 시달리다가 저는 당시까지 좋아했던 술과 달콤한 과자와 커피를 매일매일 많이 먹고 마시게 되었습니다. 그러한 시간이 3년 동안 계속 이어졌으며 결국 건강을 해쳐서 수술도 받게 되었습니다.

그리고 항상 왠지 모르게 불충분함과 불균형한 느낌을 겪게 되었습니다. 그렇게 정신적으로도 압박을 받았던 제가 유일하게 열중할 수 있었던 것은 수면에 대한 실질적인 연구였습니다. 침구업체 직원으로서 필요한 수준의 지식은 그때 당시부터 제가 가지고 있었기 때문에 그것을 닥치는 대로 연구하고 검증해 가기 시작했습니다.

 예를 들면 의사와 과학자가 발표한 논문이나 출판된 책의 내용 등 그때까지 '전문가가 연구한 결과이기 때문에 틀림없는 이론일 것'이라고 하는 내용을 분석하고 파악하는 방법을 가지고 접근했습니다. 저는 이것을 계기 삼아 제 자신의 몸으로 검증해 보기로 했습니다. 거기에는 저의 질병을 치료하고 싶었던 의도도 있었습니다. 동시에 나는 어떻게든 건강을 회복해서 직장에 복수하고 싶은 생각도 있었습니다.

 제가 접한 책을 통한 '수면의 모든 것'을 몸소 실험 대상이 되어 시도했으며, 심지어 '쾌면을 이룰 수 없다'고 하는 부분까지 적극적으로 도전해 보았습니다. 그러자 효과가 있고 없음을 깨닫게 되었으며 옥석혼효(玉石混淆)에서 '구슬'을 주울 수가 있었습니다. 그리고 돌을 골라내고 구슬을 꿰고 있는 사이에 내 몸은 완전히 향상되었으며, 정신적으로도 놀라울 정도로 강해지기 시작했습니다.

 그뿐만 아니라, 작은 것에 얽매이지 않고, 중독에 빠져 있던 술, 과자, 커피와도 인연을 뚝 끊게 되었습니다.

 이것은 나에게 수면의 전문가로서 자신감을 갖게 한 참으로 효과가 높았던 것만큼은 우리 회사의 고객분들에게 전하고 싶다는 생각을 하게 되었습니다.

또한, 마치 다시 태어난 것 같은 내 신체 기능은 누구의 눈으로 보아도 드라마틱하게 향상된 것 같아서 다시 회사의 주력 상품을 리브랜딩하는 업무를 포함한 막중한 일을 맡게 되었습니다. 그리고 지금은 대표이사 겸 부사장이라는 직함으로 일하고 있습니다.

저는 의사도 과학자도 아니지만, 수면을 통해서 '건강해지고 싶다', '질병을 치료하고 싶다'는 수면 연구자로서 일본에서 최고라고 자부하고 있습니다. 그 이유는 제가 몸소 그만큼 실험과 시행착오를 거쳐 왔기 때문입니다. 제 스스로 자신의 질병을 치료한 전문가로서 수면으로 고민하는 사람들의 감정과 상황을 더욱 리얼하게 상상하고 최적의 솔루션으로 '구슬'만을 제시할 수 있는 이유는 괴로웠던 3년의 세월 동안 쌓아 올린 경험이 있기 때문이라고 확신합니다.

이 책에서 저는 평상시에는 '수면 강사'로서 초청 세미나 등에 임하면서 주고받은 노하우의 모든 것을 공개하고자 합니다.

이에 대한 핵심적인 기둥은 크게 두 가지가 있습니다.

그 가운데 우선 중요한 한 가지는, 지금까지 너무나도 부족했던 수면 시간을 되찾을 수 있는 수면 회복 전략입니다. 이것은 소위 '수면 부채'를 상환해 나아가는 일입니다. 이것이 우선 시급한 과제입니다.

또 한 가지는, 수면의 질을 높이는 것입니다. '잠을 잘 잘 수 없는' 상태로부터 벗어나 여러분들 개개인이 자신의 수면을 스스로 처리할 수 있도록 설명해 드릴 것입니다. 따라서 체내 시계를 조절하고 세로토닌(수면 호르몬인 멜라토닌의 기초)이라는 뇌내 물질의 분비를 증가시키는 일입니다.

이를 위하여 제가 노력해 온 것 가운데 가장 간단하고 효과적인 방법을 알려드리고자 하는데, 이것을 습관으로 해서 성공할지 여부는 여러분에게 달려 있습니다. 만약 여러분이 매일매일 피로와 질병을 근본적으로 해결하고 지금까지 가장 좋은 신체 기능을 회복하고 싶다고 진심으로 기대해도 좋습니다.

매일매일 꾸준히 반복적으로 실천하는 것은 절대로 배신하지 않습니다.

이 책에서 '무엇을 주면 좋을까'라는 점을 이해하게 되면 나머지는 포인트 카드에 도장을 받아가는 것처럼 숙면을 위한 좋은 생활 습관을 쌓아 나가기만 하면 됩니다.

어쨌든 즐겁고 재미있게 실천해 주시기를 바랍니다. 이 책에 제시된 내용을 실천하게 되면 여러분은 반드시 '수면 체질'로 바뀔 것입니다.

그리고 정신을 차리고 헤아려 보면 놀라울 정도로 컨디션이 좋아지고 '성능이 좋은 당신'으로 변모해 갈 것입니다.

목 차

제3장 '아침을 맞이하는 방법'에 따라 아침의 효율이 크게 증대한다 95

제4장 저녁까지 높은 신체 기능을 지속시키는 '일상생활' 127

제5장   그날 피로는 그날 회복하기 위한 '밤을 보내는 방법'   **167**

제1장

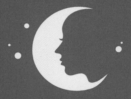

잠을 못 자는 사람이 알아야 할
'수면의 원리·원칙'

어디서든 잠자는 사람이 가장 위험!
'수면 부채'라는 무서운 현실

'수면 부채'(負債) 라는 말은 2017년 신조어·유행어 대상의 후보 어휘로 오르면서, 많은 사람이 알게 되었습니다.

그러나 당시에는 극히 개인적인 관심사에 사로잡혀 표현한 단어였지만 지금은 이미 완전히 '과거의 뉴스'가 되어 버렸다고 생각하는 사람들이 많은 것 같습니다. 그리고 여전히 수면에 부채가 계속 늘어나고 있습니다.

특히 일본인은 선진국 중에서도 수면 부채 상태에 놓여 있는 경향이 두드러져 있으며, 많은 전문가가 강한 위기감을 느끼고 있습니다.

실제로 OECD 국가 중에서 일본인의 수면 시간 부족에 대한 통계는 최악의 1위를 차지하고 있습니다(OECD 'Gender Data Portal 2019'을 참조하기 바랍니다). 이 사실로 알 수 있는 바와 같이 수면 부채로 인하여 일본 경제를 지탱하고 있는 직장인들의 업무 패턴이 현저하게 저하되고 있을 것이라는 점은 어렵지 않게 상상할 수 있습니다.

수면과 평상시의 컨디션은 동전의 앞면과 뒷면처럼 서로 붙어 있습니다. 따라서 비즈니스 업무 성과를 높이기 위해서는 '일을 잘하는 것'보다도 '잠을 잘 자는 것'을 선택해야 하는 것이 효율적이고 또 지적인 판단력이 더욱 잘 유발됩니다.

이 책의 19쪽에 제시된 [그림 1-1]에서 설명하고 있는 것은 미국의 국립수면재단이 공식적으로 발표하고 있는 뇌의 기능과 건강에 지장을 주지 않는 나이별 수면 시간입니다. 이것은 전 세계의 국제 의학 논문을 파악하고 분석해서 정리한 것입니다.

이 책의 독자 세대인 26~64세의 수면 시간은 7~9시간이 가장 좋습니다. 6시간 미만이거나 10시간을 초과해도 뇌에 좋지 않은 영향을 준다는 것을 확인할 수 있습니다.

일본의 수면학자 사이에서도 성인이 건강하게 살아가기 위해서는 7시간 정도의 수면이 필요'하다는 것이 공통의 의학적 인식으로 이해되고 있습니다.

그런데 일본 후생노동부의 2018년에 발표된 '국민건강 영양조사'에 의하면, 평균 수면 시간이 '6시간 미만'이라고 밝히는 성인이 약 40%이며, 이 가운데에 40~50대는 약 50%를 웃돌고 있습니다. 그뿐만 아니라 40~50대의 10%는 '5시간 미만'이라는 상태에서 생활을 하고 있습니다.

아마도 일본인의 40% 가까운 사람들이 미국 국립수면재단이 공표하고 있는 한계 범주 이하의 수면 시간을 보내고 있는 것입니다.

이러한 현상이 하루 이틀 사이라면 신경을 쓸 필요도 없습니다. 저 자신도 돌발적인 트러블이 생겼을 때에는 그것을 처리하기 위해서 시간에 쫓기며 '4시간밖에 잠을 자지 못했던 적'이 있습니다. 그러나 저는 그것에 대한 '악영향'을 잘 알고 있기 때문에 그다음 날부터는 반드시 1시간 이내로 부족했던 수면 시간을 늘리려고 조절하고 있습니다.

문제는 수면 부족을 가볍게 여기고 점점 수면 부채를 축적해 가고 있는 좋지 않은 케이스가 심각하다는 점입니다.

예를 들면 최저 7시간은 잠을 자야 하는데 5시간만 자도 된다는 식으로 소홀히 넘기면 하루에 2시간씩 수면 부채를 늘려가고 있는 셈입니다. 이러한 생활이 1년 동안 계속 이어지면 약 480시간이 되며, 현대인들은 5년, 10년을 반복적으로 누적시켜 가고 있습니다.

더욱이 놀라운 것은 수면 부채를 중증화시켜 가고 있는 사람일수록 생각하는 힘이 마비되어 가고 있는데, 그것을 자각하지 못하고 있다는 점입니다.

'나는 어디에서든 잠을 잘 잔다'고 호언장담하는 사람이 가장 대표적인 예입니다. 본인은 '어디서든 잠을 잘 자는 효율성이 높은 체질'이라고 생각하고 있는지는 모르겠지만, 정말로 '어디서든 잠을 잘 정도로 심신이 한계에 달해 있으며 언제 병에 걸려도 이상하지 않은 위험한 체질'이라고 할 수 있습니다.

'어디서든 잠을 잘 잔다'고 하는 체질을 자랑하는 사람도 위험한 사람입니다. 본래 '졸립다'고 느끼고 잠자리에 들어가도 건강한 성인은 그 시점부터 10~20분 정도 지나서 잠이 드는 것이 보통입니다.

순식간에 잠들어 버린다고 하는 현상은 그만큼 몸이 잠을 자고 싶어 해서 절반쯤은 '기절 상태'로 잠에 빠져 있는 것입니다.

또 한 가지 신경이 쓰이는 것은 '짧은 수면 시간으로 거뜬히 생활할 수 있는 자신'의 생활 패턴을 자랑스럽게 생각하는 경우입니다.

그들은 '목적 달성을 위해서는 수면 시간을 줄이는 것도 감수해야 한다'고 하는 부정적 사고방식에 빠져드는 것도 판단력이 저하되어 있어서 위험하다고 느끼지 못하기 때문일 것입니다.

[그림 1-1] 나이별 가장 이상적인 수면 시간

나이	권장 수명 시간	허용 범위
0~3개월	14~17시간	11~13시간 18~19시간
4~11개월	12~15시간	10~11시간 16~18시간
1~2세	11~14시간	9~10시간 15~16시간
3~5세	10~13시간	8~9시간 14시간
6~13세	9~11시간	7~8시간 12시간
14~17세	8~10시간	7시간 11시간
18~25세	7~9시간	6시간 10~11시간
26~64세	7~9시간	6시간 10시간
65세 이상	7~8시간	5~6시간 9시간

> ※P63참조
> **일반 성인에게
> 하루 6시간 이상의 수면은 필수!**
>
> **+**
>
> **64세 까지는
> 하루 7~9시간 수면을 적극 추천!**

출처 : 미국국립수면재단 「전문가가 권장하는 수면시간」 수정 인용

2

만성적인 수면 부족으로
뇌가 '몽롱한 상태'가 된다

밤을 새고 철야 작업을 하면 피로해질 텐데도 오히려 초긴장 상태가 된 적은 없으십니까?

그러나 계속 잠을 자지 않고 계속 초긴장 상태에 놓이는 것은 불가능하며 뇌의 정상적인 활동을 위해서는 수면을 통해서 충분한 휴식을 취하는 것이 무엇보다도 중요합니다. 이러한 휴식 단계를 확보하지 않으면 뇌의 작용이 반드시 악화되어 갑니다.

또한, 잠을 통한 충분한 휴식을 취하지 않으면 철야 작업과 같은 일을 하지 않아도 매일 조금씩 수면 부족을 몸에 축적하면 몸과 마음에 위험성이 점점 커지게 됩니다.

예를 들면 1일 8시간 수면이 필요한 사람이 매일 6시간밖에 잠을 자지 않을 경우 '그래도 6시간은 잤으니까 괜찮겠지?' 하고 생각하기 쉽지만, 1일 2시간 수면 부채가 14일 동안 계속 이어져서 24시간 잠을 자지 못한 것과 동일한 뇌의 상태가 되면 실험에서 알 수 있습니다.

또 뇌가 약간 술 취한 상태와 동일한 상태에 놓이는 것도 실험을 통하여 알 수 있습니다. 즉 술에 취해서 '몽롱한 뇌'가 되는 셈입니다.

수면이 부족하면 뇌 속에서도 중요한 전두엽(대뇌의 앞쪽, 귀의 앞부분의 이마 쪽에 해당하는 부위)에 커다란 영향을 주게 됩니다. 전두엽은 비즈니스 업무를 원활하게 하기 위해서 필수적인 다음과 같은 기능을 합니다.

① 의욕을 내게 한다.

② 뇌 속에서 기억을 꺼내는 작용을 한다.

③ 논리적으로 생각한다.

④ 창의적인 발상을 한다.

⑤ 감정 조절을 한다.

⑥ 적절한 판단을 한다.

⑦ 주의력을 유지시킨다.

이러한 것들은 모두 '현명한 판단을 하는 사람', '신뢰받는 사람'으로 존재하기 위해서 없어서는 안 되는 중요한 요소입니다. 이러한 사항들을 생각에 떠올리며 '일이 바쁘니까 수면 시간을 다소 줄이더라도 어쩔 수 없다'고 판단하는 것은 매우 어리석은 발상이라고 이해할 수 있을 것입니다. 물론 나쁜 영향이 발생하는 것은 비즈니스의 현장에서만 국한되지 않습니다.

생활면에서 모든 활동을 결정지을 수 있는 것도 인간관계를 형성하고 있는 것도 여러분들의 '뇌'입니다.

수면 부족으로 전두엽의 활동이 둔해지면 평소에 절약하는 생활을 해온 사람도 인터넷 쇼핑을 한 끝에 별로 중요하지 않은 물건을 구매하거나, 사람을 못 알아보고 판단력이 흐려져서 사기를 당하거나, 호들갑을 떨면서 주변 사람들과 불필요한 싸움을 걸기도 합니다. 혹은 극히 개인적인 사생활에서도 신세 한탄을 하는 경우가 점차로 늘어납니다.

이 신세 한탄은 남과 비교할 바도 아닙니다. 미래의 당신이라면 저지르지도 없는 실수를 저지른다고 하는 것입니다. '나답지 않은 나'의 등장으로 인해서 이상한 실수를 하고, 그 일을 수습하는 데에 쫓기다 보니 점점 수면은 부족해지고, 전두엽의 작동이 둔해지고 또 다른 실수를 반복하여 점점 자기 자신이 '나답지 않은 (위험한) 나'를 목격하게 됩니다.

이러한 볼품없는 인생을 스스로 만들어 내어 그것이 '진정한 자기'라고 간주해 버리는 케이스가 많아지게 됩니다.

2014년 캘리포니아대학의 연구에 의하면, 수면 시간이 6시간 이하인 사람은 7시간을 넘는 사람보다도 감기 바이러스에 감염될 확률이 4배 이상 높다고 하는 결과가 보고되고 있습니다. 여러분들도 경험했을 것이라고 생각되는데 수면이 부족한 사람은 감기를 끌어들이기 쉬운 체질입니다.

앞에서 이야기한 바와 같이 수면이 부족하면 전두엽 기능이 둔해지고 '나답지 않은 나'가 되어 버립니다. 그러한 상황에서 감기까지 걸려서 마이너스적 몸 상태로 갈팡질팡한 슬럼프에 빠져들게 되면 구제할 방법이 없습니다.

이와 같이 인생의 여러 가지 국면에 있어서 '잠을 잘 자는 사람이 미래의 자기 자신을 잘 활용해 나아갈 수 있다'고 하는 것은 틀림없는 말이지만, 직장인들 대부분이 공공연히 '스펙이 다운되는 자기 자신'에게 놓인 길을 걸어가고 있습니다. 더욱더 논리적으로 생각하고 수면 개선의 방식에 대해서 진지하게 생각해 보기로 합시다.

3

수면 부족은
당신을 살찌운다

2005년에 미국의 컬럼비아대학이 발표한 연구결과는 매우 흥미를 끌었습니다. 32~59세(그야말로 왕성한 활동을 하는 세대)의 남녀 8,000명을 대상으로 조사를 했는데, 평균 7~9시간의 수면 시간을 취하는 사람에 비해서 수면 시간이 5시간인 사람은 50%, 4시간 이하의 사람은 73%나 비만율이 높았다고 하는 것입니다.

수면 시간이 짧고 부족한 상태로 일상생활 속에서 활동하게 되면 오히려 야윈다고 하는 느낌이 들지만, 이게 어찌된 일일까요? 이러한 사실을 이해하기 위해서는 미국 스탠퍼드대학에서 2004년에 실시한 수면 시간과 식욕의 상관성에 대한 연구결과에 주목할 필요가 있습니다.

이 연구조사에서는 8시간 수면을 취한 사람에 비해서 5시간밖에 잠을 자지 못한 사람은 식욕을 불러일으키는 '그렐린(ghrelin)' 호르몬의 분비량이 약 15% 많으며, 이와는 반대로 식욕을 불러일으키는 '렙틴(leptin)' 호르몬은 약 15% 적다고 하는 것이 밝혀졌습니다(25쪽의 [그림 1-2] 참조). 이것은 '수면 시간이 짧다 = 깨어 있는 시간이 길다'는 것을 인식한 뇌가 장시간 활동에 대응할 수 있는 에너지를 확보하는 방향으로 기능하는 것에 의해서 결정됩니다.

또한, 늘어난 식욕은 주로 '당질(糖質) = 단 음식'으로 치우칩니다. 뇌는 재빠르게 에너지로 전환시키는 '단 음식'을 찾기 때문입니다. 수면 부족은 컵라면과 튀김요리, 감자칩 등의 스낵 음식과 쿠키, 초콜릿, 아이스크림 등의 당분이 많이 함유되어 있는 단 음식에 손이 가게 되지 않습니까?

수면 부족 상태가 되면 그만큼 '살을 찌우려고 하는 상황'에 놓이게 됩니다. 여기에 더불어 기초대사의 문제도 무시해서는 안 됩니다.

기초대사(基礎代謝)라고 하는 것은 우리들이 생명을 유지하고 있는 것만으로 소비되는 칼로리를 의미합니다. 기초대사는 나이와 더불어서 점점 감소되기 때문에 똑같이 음식을 먹고 똑같이 생활하고 있으면 젊었을 때에는 스마트한 몸매를 유지한 사람도 점점 살찌게 됩니다.

이 기초대사는 수면 부족으로 인해 더욱 저하됩니다.

제2장에서 상세하게 설명할 예정이지만, 사람은 잠을 자야 할 시간대에 확실하게 푹 잠을 자두면 '성장호르몬'이 분비됩니다. 그리고 성장호르몬이 분비되고 있는 사이에 신체의 모든 세포의 신진대사가 활발해집니다. 즉 기초대사의 상태도 좋아집니다.

성장호르몬은 중성지방을 분해하는 역할도 담당하고 있습니다. 그리고 중성지방이 분해되기 시작하면 비만을 해소하는 데 도움이 됩니다. 그뿐만 아니라 성장호르몬은 근육 회복도 도와줍니다. 근육이 생기게 되면 기초대사가 상승하고, 칼로리가 증가하기 때문에 비만해지는 것이 어려워집니다.

[그림 1-2] 수면 시간과 식욕 호르몬의 상관성

제
1
장

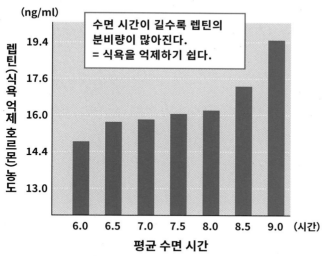

수면 시간이 길수록 렙틴의
분비량이 많아진다.
= 식욕을 억제하기 쉽다.

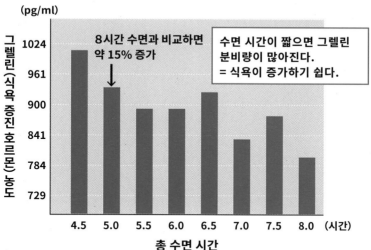

8시간 수면과 비교하면
약 15% 증가

수면 시간이 짧으면 그렐린
분비량이 많아진다.
= 식욕이 증가하기 쉽다.

출처 : Shahrad Taheri et al.: PLoS Med, 1(3): e62, 2004 수정 인용

3. 수면 부족은 당신을 살찌운다 **25**

반대로 말하면, 성장호르몬이 분비될 수 있도록 확실하게 수면을 취하지 않으면 비만의 길을 재빠르게 전속력으로 걸어가게 되는 것입니다. 이와 더불어서, 스탠퍼드대학이 2004년에 발표한 논문에서는 "7시간 42분의 수면이 가장 살찌는 것을 피할 수 있다"는 결론을 맺고 있습니다. 여기까지 핀 포인트(사소한 통계 수치)로 지적하는 근거는 이해하기가 쉽지 않겠으나, 미국 하버드대학의 공중위생대학원은 "7~8시간 수면을 취하는 사람에 비해 그 이하의 수면을 취하는 사람은 더욱 비만해질 확률이 높다"고 하는 데이터가 많이 있다고 발표하였습니다. 이처럼 미국에서는 "다이어트를 하고 싶다면 우선 수면 습관부터 개선하라"라고 권하는 것이 전문가들의 주된 의견입니다.

4

수면 시간이 없으면 피부가
거칠어지고 자세도 나빠진다

저는 직업상 어떤 사람을 한눈에 척 보는 것만으로도 '어떤 수면 상태를 취하고 있는지'를 대체적으로 알 수 있습니다. 특히 올바르지 않은 수면을 취하는 사람에 대해서는 숙식간에 알 수 있습니다.

우선 충분히 잠을 자지 못한 사람은 피부가 검고 깨끗하지 않습니다. 눈의 흰자위도 맑은 느낌을 찾아볼 수 없으며 게슴츠레합니다.

그 이유는 교감신경이 너무 왕성하게 활동해서 혈관이 꽉 조여져 있으며, 혈액이 충분히 흐르지 않기 때문입니다.

본래대로라면 부교감신경이 활발하게 움직이고 긴장이 풀려서 편안하고 깊은 수면에 들어갈 수 있도록 우리의 몸은 프로그래밍이 짜져 있습니다. 그리고 혈관이 확장되어 혈액순환이 잘 이루어져서 모세혈관의 구석구석까지 혈액이 퍼져 있으며 영양을 공급하는 동시에 노폐물을 걸러내 줍니다.

또 앞에서도 설명한 바와 같이 수면 중에 분비되는 성장호르몬에 의해서 신진대사가 촉진되고 몸속의 세포가 새롭게 재생되어 갑니다. 그런데 수면에 장해가 생기면 잠을 자고 있는 동안에도 혈관이 수축되어서 혈행이 고르지 못하고 성장호르몬도 별로 분비되지 않습니다. 이러한 이유 때문에 신진대사가 나빠져서 탄력과 윤기를 잃어버린 피부를 가지게 되는 것은 당연한 일입니다.

물론 이러한 좋지 않은 영향은 피부에 그치지 않습니다. 온몸의 세포의 신진대사가 악화가 되면 곧바로 연이어서 내장도 근육도 뼈도 노화 상태로 이어집니다. 피부 표면에 노출되어 있는 살결이 칙칙한 사람은 신체 내부의 노화도 동시에 진행되고 있다고 생각하면 틀림없을 것입니다.

또한, 부교감신경의 기능이 나빠져서 혈관이 수축되어 있으면 혈압도 올라갑니다. 또한, 혈당 수치가 높아지는 것을 알 수 있습니다.

여러분 중에는 회사에서 건강검진을 받은 후 혈압과 혈당의 이상 수치에 대한 검사 결과를 지적받은 사람도 있을 것입니다. 하지만 혈압과 혈당이 다소 높아도 아무런 자각 증상도 나오지 않기 때문에 대부분 무시되고 넘어갑니다. 그러나 이로 인해서 동맥경화 현상이 진행되면 심근경색이나 뇌졸중이 발발하는 커다란 원인이 됩니다. 한창 일을 할 시기에 특히 고혈압이나 고혈당을 방치해서는 안 됩니다. 수면을 소홀히 해서는 안 됩니다.

수면 중에는 면역세포가 복구되기도 하지만, 수면의 질이 나쁘면 면역세포의 힘도 약해집니다. 즉 감기에 걸리기 쉽고 또 치료하기가 어렵습니다. 면역력이 약해지면 암 발병의 위험이 높아집니다.

또한, 수면장애는 알츠하이머병의 발병률을 증가시킬 확률도 높아진다고 하는 것을 알게 되었습니다.

뇌를 사용함으로써 아밀로이드 β 라는 노폐물이 생깁니다. 이것은 '뇌의 쓰레기'라고 하는 단백질입니다. 원래 수면을 취하면 아밀로이드 β 가 뇌에서 씻겨져 흘러내려지지만, 수면을 취하고 도중에 깨어 있거나 깊은 수면을 취할 수 없거나 혹은 수면 시간이 부족하면 노폐물을 충분히 걸러내지 못하고 아밀로이드 β 가 축적되어 알츠하이머에 걸릴 수 있다고 알려지고 있습니다. 지금은 '미병(未病: 병에 걸리지 않은 상태)'이라는 말은 많은 사람에게 알려져 있습니다. 본격적인 병에 걸리면, 이전 단계에서 그 싹을 잘라내 버리는 중요성에 대해서는 여러분도 충분히 이해하고 계실 것입니다.

미병 상태의 몸을 중병에 걸리지 않게 하기 위해서 수면을 충분히 취하는 것은 필수입니다. 수면에 대한 상식을 가볍게 여기면 모든 질병에 걸리기 쉬워진다는 것입니다. 실제로 그것을 증명하는 통계 숫자가 있습니다.

미국에서 38~69세의 남녀 약 5,000명을 대상으로 실시한 조사에 따르면 7~8시간의 수면을 취한 사람에 비해서 6시간 이하의 수면을 취한 사람이 9년 후 사망할 위험이 남성은 1.8배, 여성은 1.6배에 달한다고 하는 통계가 발표되었습니다.

한창 일할 나이의 직장인은 단지 '지금 내가 하는 일이 중요하다'고 여기면서 근시안적으로 무리하는 경향이 있습니다. 저도 일찍이 그런 적이 있었습니다. 하지만 중요한 일을 성취해 낼 수 있는 것은 건강한 신체에 달려 있습니다. 지금 하는 일이 중요하다면 더욱 지금 현재 취해야 하는 수면을 무시하고 무리하게 일을 하면 위험합니다.

게다가 조금 엄격한 표현 같습니다만, 수면이 부족한 사람은 자신이 생각하는 것보다 주변 사람들로부터 좋은 평가를 받지 못합니다. 앞에서 설명한 바와 같이 피부가 거칠고 깔끔하지 않으며 '항중력근(抗重力筋)'이라는 근육의 기능이 약해지기 때문에 눈꺼풀, 입 주변, 뺨 등 얼굴 근육은 탄력이 없어지고, 자세도 나빠지기 쉽고, 늙어서 패기가 없어 보이는 느낌을 줍니다. 즉 초라한 모습을 띠게 됩니다.

여러분이 남성이든 여성이든, 또한 어떤 나이든지 잠을 제대로 자지 않으면 건강해 보인다거나 일을 잘할 수 있을 것 같다고 평가하지 않습니다. 수면이 부족한 사람은 남들로부터 신뢰성을 잃게 되고 '이 사람에게 일을 맡기자'라는 믿음을 얻지 못하는 상황을 만들어 버립니다.

5

'주말에 몰아 자는 잠'이
시차증을 일으킨다

그런데 '수면 부채'는 상상한 것 이상으로 평생토록 여러분의 일상생활에 좋지 않은 영향을 주고 있다는 점을 반드시 유념하기 바랍니다. 그러면 그 수면 부채를 갚기 위해서는 어떻게 해야 할까요?

여기서 많은 사람이 이렇게 생각할 것입니다.

"평일에는 바빠서 어떻게 해도 수면이 부족하게 되니까 주말에 몰아서 푹 자야겠다." 이러한 생각은 사실 잘못된 습관입니다. 주말에 몰아서 잠을 자면 여러분은 수면에 대한 고민을 해결할 수가 없습니다. 본래 자신이 가지고 있는 업무 능력도 거의 발휘하지 못하게 됩니다.

시험 삼아서 평소 주말에 몰아서 잠을 자는 분들에게 질문해 보겠습니다. 그렇게 주말에 몰아서 잠을 자면 그다음 주에 상쾌하게 일과를 시작할 수 있습니까?

아마도 '월요일은 나른하고 좀처럼 의욕이 나지 않는다. 수요일이나 목요일 정도가 되어야 겨우 본래의 컨디션을 회복하게 된다'고 느껴지지 않습니까? 그리고 그러한 이유로서 '즐거운 주말이 끝나서 우울하기 때문에 월요일은 좀처럼 힘이 나지 않는다'고 제멋대로 자신을 월요병에 걸린 상태로 몰아넣는 것은 아닐까요? 혹은 '주말에 잠을 몰아서 푹 잤는데 왜 컨디션이 나아지지 않는 것일까? 궁금해 할 수도 있습니다.

월요일부터 바로 힘이 나지 않는 이유는 '평일에 수면이 부족한 것을 견디다가 주말에 그것을 만회하겠다'고 하는 사고방식을 가지고 자기 임의대로 스스로 만들어 낸 '시차 조절'이 여러분을 좌지우지하고 있기 때문입니다.

해외여행을 가면 시차가 발생합니다. 이러한 이유 때문에 여행 지역은 밤인데도 잠을 자지 못하거나 낮에도 멍한 상태로 깨어 있는 등 시차증(jet lag)에 시달리게 됩니다. 이와 마찬가지로 주말에 몰아서 잠을 자게 되면 여행지가 아닌 국내에 머물러 있음에도 불구하고 몸이 시차감을 느끼게 되어 버리는 것입니다. 이러한 현상을 '사회적 시차'라고 합니다([그림 1-3] 참조 바람).

사회적 시차는 뇌의 기능을 둔하게 해서 작업의 성능을 저하시킬 뿐만 아닙니다. BMI 수치와 체지방률을 늘리기 때문에 비만해지기 쉽고, 생활습관병, 우울증 발병률 등의 확률을 높이는 것도 수면 의료 관계자들 사이에서는 정설화되어 있습니다.

여러분이 얼마나 사회적 시차를 일으키고 있는지를 간단하게 측정할 수 있는 방법이 있습니다.

[그림 1-3] 사회적 시차 증후군(jet lag)

제
1
장

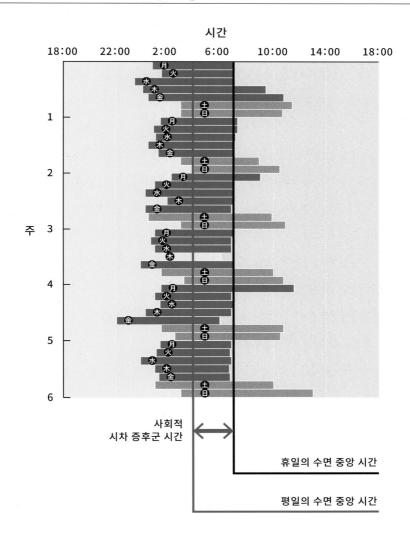

잠든 시간과 아침에 일어난 시간의 중간 시간을 '수면 중앙 시간'이라고 하는데, 평일과 휴일에 있어서 수면 중앙 시간의 시간차는 사회적 시차에 해당합니다([그림 1-3] 참조).

예를 들면 여러분이 평일에 밤 12시에 잠에 빠져서 아침 6시에 눈을 떴다고 하면 그 수면 중앙 시간은 3시에 해당합니다.

한편 금요일에 밤늦게까지 깨어 있다가 새벽 3시에 잠에 들어서 그다음 날인 토요일 낮 12시에 일어났다면 수면 중앙 시간은 7시 30분입니다.

즉 단지 4시간 30분의 시간 차이를 스스로 만들어 낸 것입니다. 이러한 시차를 일상 속에서 발생되지 않도록 하기 위해서는 매일 같은 시간에 자고 같은 시간에 일어나는 것이 가장 좋은 수면 방식이겠지만 업무를 하다 보면 실제로는 불가능합니다. 그렇다면 적어도 매일 아침 같은 시간에 일어나는 것을 목표로 수면을 취해야 합니다.

이러한 수면 전략도 실천하기가 어렵다면 2시간 늦잠을 자면 수면에 따르는 커다란 문제는 발생되지 않는다고 생각됩니다. 즉 평소에 아침 6시에 일어나는 사람이 주말에 아침 8시까지 늦잠을 자도 OK입니다. 실제로 수면 부채를 갚기 위해서는 휴일에 조금 길게 자는 것도 효과가 있습니다(자세한 내용은 82쪽을 참조). 이런 경우는 평소보다 일찍 자고 2시간 정도까지 늦잠을 자는 것이 이상적입니다.

이렇게 함으로써 수면 부채를 상환하고 사회적 시차를 축소하는 등 한 번에 이중 효과를 낼 수 있습니다.

6

수면의 질을 높이는 첫걸음은
'체내 시계를 조절하는 것'

아마도 많은 사람은 '체내 시계'라는 말을 들어 본 적이 있을 것입니다. 물론 여러분들도 훌륭한 체내 시계가 신체 내에 구비되어 있습니다. 그것을 얼마나 소중히 관리하고 계십니까? 혹시 '조금은 알고 있지만, 왠지 모르게 그다지 깊게 생각해 본 적은 없는 정도'로 생각하고 있는지도 모릅니다. 유감스럽게도 현대인의 대부분이 자신의 체내 시계를 함부로 다루고 있습니다. 체내 시계는 인류가 탄생한 이래부터 각자 생명을 유지하는 메커니즘에 포함된 매우 중요한 기능입니다. 그러나 수면에 대해서 고민을 하고 있는 사람은 예외 없이 이 체내 시계를 망가뜨리고 있습니다. 체내 시계를 조절하는 것은 수면의 질을 높이기 위한 가장 우선적으로 명심해야 할 사항이라고 생각합니다.

원래 체내 시계는 망가지기 쉬운 구조로 이루어져 있습니다. 실제로 인간의 체내 시계는 하루 24시간으로 맞추어져 있는 것이 아니라 '24시간 ± α (알파)'로 설정되어 있습니다. 그런데 인간은 아침에 일어나서 햇빛을 쬠으로써 자신의 체내 시계를 지구의 시계인 24시간에 맞추게 되어 있습니다. 이러한 구조는 태곳적부터 변하지 않고 이어져 오고 있습니다.

그러나 현대인은 아침 햇살을 중요하게 간주하지 않고 살고 있습니다. 실내 조명이 밝기 때문에 실내에 머물러 있는 것만으로도 충분히 햇볕을 받은 것 같은 기분이 들게 되는 착각 속에 살고 있는 것입니다.

그리고 또한 실내 조명은 매우 밝으며 500럭스(조명의 밝은 정도를 나타내는 단위)의 조명의 불빛이며, 체내 시계를 조정하는 데에 필요한 아침 햇살은 2,500럭스 정도라고 합니다. 그런데 햇빛은 흐린 날이나 비오는 날에도 10,000럭스 정도로 밝은 수치를 유지하고 있습니다.

체내 시계는 부모[親] 시계 외에 온몸에 아이[子] 시계를 가지고 있습니다. 부모 시계는 뇌의 '시교차상핵(視交叉上核)'이라는 두 귀를 연결한 중간쯤의 부위에 위치해 있습니다. 이 부모 시계는 아침에 일어나서 햇빛을 망막상으로 느낄 수 있도록 되어 있습니다.

한편 아이 시계는 위장, 간, 폐 등 모든 내장 기관, 혈관, 근육, 피부, 머리카락 등 신체의 모든 세포 속에 내장되어 있습니다. 이러한 막대한 수의 아이 시계가 부모 시계의 작동에 따라 순순히 작동하여 규칙적으로 움직이면 신체를 최상의 상태로 유지할 수 있지만, 이러한 이상적인 작동은 좀처럼 이루어지지 않습니다.

아이 시계까지 확실하게 제대로 보조를 맞추어 가도록 하기에는 아침 햇빛으로는 불충분하고, 아침에 일어나서 햇빛을 받은 지 1시간 이내에 식사를 해야 합니다. 흔히 오케스트라에 자주 비유되는데, 각각의 모든 아이 시계는 연주하기 전에 행하는 튜닝처럼 자신의 페이스로 소리를 내는 것 같은 상태로 이루어져 있습니다. 여기에 아침 식사를 섭취하는 부모 시계의 연주에 더불어서 맞추어 갑니다.

지휘자는 물론 각 개인의 자기 자신입니다. 자신의 오케스트라가 좋은 상태로 멋진 노래를 연주할 것인지 혹은 여전히 제각기 제멋대로 소리만 울릴 것인지는 여러분 각 개인이 생활하기 나름입니다.

7

결국은 '잠을 잘 자는 사람'이
승리한다

오랜 세월 동안 망가뜨려진 체내 시계를 재조절해서 신체를 회복하는 것은 하루아침에 이루어지지 않습니다. 그렇기 때문에 '제대로 인식하고 조절하는 사람'과 '방치해 버리고 조절하지 않는 사람' 사이에는 큰 차이가 발생합니다.

그러나 일부 직장인들 사이에 '그런 것에 번거롭게 신경을 쓰면 현대 사회의 경쟁 대열에서 승리할 수가 없다'고 하는 반론도 제기되고 있습니다. 밤낮을 가리지 않고 누구보다 빨리 수많은 정보를 입수하고 그에 대응해 나가는 것이 능력 있는 직장인이라는 풍조가 만연되어 있습니다.

분명한 것은 1995년에 윈도가 출시된 후 인터넷이 순식간에 보급되었으며, 기술이 진화하고 또 비즈니스 환경도 급속도로 변했습니다. 지금은 세계 어디에 있어도 스마트폰 하나로 웬만한 일은 신속하게 해결할 수 있습니다.

이러한 상황에서 속속 개발되는 유용한 도구를 최대한 활용하여 조금이라도 효율적으로 작동시키고, 여러분들도 기대하는 바가 많이 있을 것입니다. 이렇게 희망 하는 것은 현대를 살아가는 우리들에게 당연한 일입니다.

그러나 그것은 여러분 개개인의 희망 사항이지만, 뇌와 몸은 마음먹은 대로 전혀 움직여지지 않는 경우가 있다는 사실을 알아두어야 합니다.

여러 가지 설이 있다고 하는데, 현대 인류의 조상인 호모사피엔스가 지구 상에 출현한 것은 약 20~30만 년 전이라고 알려져 있습니다.

한편 에디슨이 백열전구를 발명한 지는 150년이 채 되지 않으며, 하물며 인터넷이 보급된 것은 지난 20~30년에 불과합니다. 밤낮 구분하지 않고 조명이 밝은 환경에서 24시간 내내 줄곧 인터넷을 마음대로 사용하는 것은 긴 인류의 역사로 볼 때 극히 최근의 이야기입니다.

호모사피엔스가 출현한 시점에서 인류의 메커니즘이 결정적으로 이어져 왔으며, 거의 변화하지 않습니다. 우리의 조상은 현대 사회에 존재하는 도구는 아무것도 없는 상태로 살아왔으며, 해가 뜨면 인간도 함께 일어나서 일상생활을 하고 해가 질 때에는 동시에 인간도 잠을 자는 생활을 해오고 있었습니다. 이러한 삶의 패턴을 통해서 체내의 세포 모두가 최상의 방식으로 작동되도록 우리의 인체 구조가 이루어져 있는 것입니다.

이러한 '나 자신의 인체상의 현실 상태'를 돌보지 않고 맹목적으로 현대사회의 시스템에만 적응하려고 하는 것은 진화 인류학적 관점에서도 비합리적이며, 지성적인 판단력을 갖춘 직장인의 태도라고 할 수도 없습니다.

무엇보다도 저는 현대의 편리한 생활 도구와 시스템을 부정할 생각은 없습니다. 다만 인간보다 영리한 AI가 활약한다고 여겨지는 요즘 시대에는 자신의 심신 치료에 대해 상당히 적극적으로 주도권을 잡아야 합니다.

[그림 1-4] 전깃불을 사용하기 이전의 생활과 현재 생활의 변화

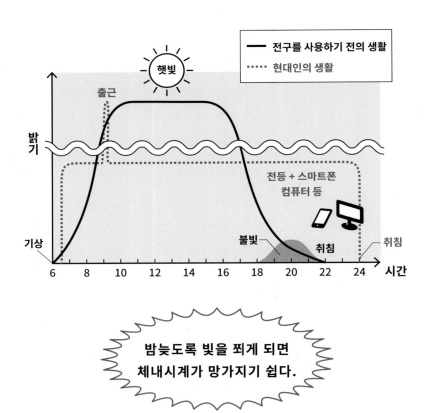

밤늦도록 빛을 쬐게 되면
체내시계가 망가지기 쉽다.

이 책에서 여러 번 설명했지만 스마트폰에 의존하는 생활을 하는 것이 그에 대한 전형적인 예입니다. 잠을 이루지 못한다고 해서 밤새도록 웹으로 뉴스를 접하거나 쇼핑 사이트에서 주야장천 쇼핑을 하고 계시지는 않으십니까? 웹사이트는 관심을 끌도록 교묘하게 제작되어 있기 때문에 당신은 '극히 약간'의 노력만으로도 여러 시간 동안 스마트폰을 계속 바라보고 있었던 경우가 적지 않을 것입니다. 그로 인해서 수면 시간이 짧아질 뿐만 아니라 수면의 질도 저하되고 있는데, 자기 스스로가 장악력 있게 기계를 다루어야 하는데도 불구하고 스마트폰에 자기 자신의 수면의 주도권을 넘겨주었다고 하는 위기감조차도 인식하지 못한 사람도 많이 있을 것입니다.

이것을 계기 삼아서 최강의 상태를 유지해야 하는 자기 자신은 과연 어떤 타입인가에 대해서도 생각해 봅시다.

도구는 많이 소유하고 있는 편이 좋을 것입니다. 그리고 또한 그것의 기능성이 뛰어나고 최신형일수록 도움이 됩니다. 다만 여기에 앞서서 '그것을 다루는 자신의 심신 상태는 어떤가'를 파악하는 것이 중요합니다. 그리고 도구가 없는 맨손 상태로도 어떻게든 작업을 해낼 수 있는 능력을 갖추는 것도 매우 중요합니다.

다시 말씀드리지만, 현대와 같이 복잡해져 가는 사회일수록 '잠을 잘 자는 사람'이 승리한다는 것입니다.

8

35세가 넘으면
수면의 질이 저하된다

수면 부채가 쌓여 있다고 해서 주말에 장시간 몰아서 잠을 자면 안 되며, 이는 사회적 시차를 일으키는 역효과가 발생한다고 하는 점에 대해서는 위에서 설명했습니다. 그렇다면 구체적으로 어떻게 수면 부채를 해결해 나가는 것이 좋을까요? 이 점에 대해서는 제2장에서 설명하겠습니다. 다만 단순하게 수면 시간을 확보하는 것만으로는 부족합니다.

특히 여러분의 나이가 35세를 초과했다면…… 43쪽의 [그림 1-5]를 보기 바랍니다. 이것을 보면 아무래도 "아! 이건 아니다" 하는 느낌이 들 것입니다.

이 그래프는 '멜라토닌'이라는 호르몬의 분비량을 연령별로 보여 주는 그림입니다. 35세에는 멜라토닌이 최고 시기의 연령층보다 약 4분의 1로 줄었습니다.

멜라토닌은 뇌와 몸을 쉬게 하는 호르몬으로서 흔히 '수면 호르몬'이라고도 하며, 많이 분비되면 깊고 질이 좋은 수면 상태를 제공합니다. 그러나 나이가 거듭하면 멜라토닌이 부족하고 그저 '잠이 잘 오지 않는다'고 하는 상태를 맞이하게 됩니다.

[그림1-5] 나이에 따른 멜라토닌 분비량

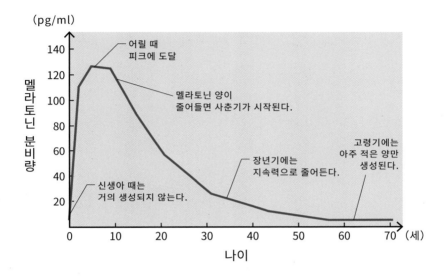

（pg/ml）

멜라토닌 분비량

140
120
100
80
60
40
20

어릴 때
피크에 도달

멜라토닌 양이
줄어들면 사춘기가 시작된다.

고령기에는
아주 적은 양만
생성된다.

장년기에는
지속력으로 줄어든다.

신생아 때는
거의 생성되지 않는다.

0   10   20   30   40   50   60   70 （세）

나이

또한, 45쪽의 [그림 1-6]에도 제시된 바와 같이, 35세를 기점으로 깊은 수면(깊은 non-REM sleep)이 줄어들고, 반대로 수면 도중에 잠을 깨는 시간이 늘어납니다. 저 자신도 35세를 기준으로 해서 급속히 수면의 질이 저하되었다는 실감을 한 적이 있었기 때문에 충분히 공감할 수 있는 내용입니다.

따라서 35세 이후부터는 수면 시간을 확보하는 동시에 멜라토닌이 많이 분비될 수 있는 조건을 갖추어야 한다는 점을 연구할 필요도 있습니다.

멜라토닌은 밝은 빛에서는 분비가 억제됩니다. 구체적으로 말하자면 아침에 일어나서 햇볕을 받으면 멜라토닌의 분비가 중지됩니다. 그리고 그 후 14~16시간이 지나서 다시 분비가 시작됩니다.

예를 들어 6시에 일어난 사람이 곧바로 아침 햇살을 받고 있으면 금새 멜라토닌 분비가 중지됩니다. 잠을 잘 자고 일어났는데, 밤 8~10시에는 자연적으로 시스템이 작동됩니다. 그리고 나이가 들수록 체내 시계가 어긋나기 시작하기 때문에 아침에 일어나면 또다시 햇빛을 받거나, 아침 식사를 하는 등 체내 시계를 제대로 작동시키는 연구가 필요할 것입니다.

또한, 멜라토닌을 늘리는 방법이 있는데, 그것은 세로토닌(serotonin, 뇌내 물질의 일종)을 늘리는 것입니다. 낮에 세로토닌을 분비시켜 두면 저녁이 되어 멜라토닌으로 모습을 바꾸어 줍니다. 세로토닌은 정신을 안정시키고 행복감을 주는 기능을 하기 때문에 낮에는 즐겁고 기분 좋게 있을 수 있으며, 밤에는 푹 잘 수 있어서 이중적으로 좋은 효과가 발생됩니다.

여러분이 나이가 드신 분이라면 원래의 멜라토닌 분비가 격감하고 있다는 것을 자각하고, 체내 시계를 조절하는 노력과 세로토닌을 증가시킬 방법이 필요합니다. 세로토닌에 대해서는 다음 절에서 상세하게 다루겠습니다.

[그림1-6] 나이에 따른 수면의 질의 변화

1장

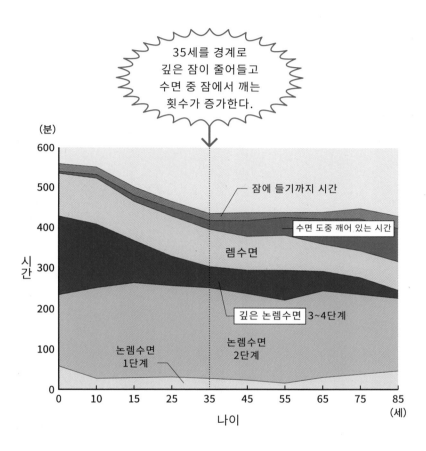

출처:Maurice M. Ohayon et al.: Sleep 27(7): 1255-73, 2004 수정 인용

'피로를 모르는 인체'와
'세로토닌'과의 깊은 관계

신체 기능이 고조되는 나날을 보내고 싶다고 생각할 때 무언가를 하고자 하는 의욕보다는 '평상심'이 중요합니다. 일시적인 분발로 일에 전력투구를 하고 그다음에는 녹초가 되어 버리면 데미지도 크고 좋지 않은 결과로 이어지기 쉽습니다. 이른바 '능력도 없는데 과욕을 부리는 사람'은 정말로 돌발적인 문제가 발생했을 때 능력을 발휘해야 하는데, 실상은 그렇지가 못하다는 것입니다. 평소에는 가능하면 안정된 상태에서 주어진 업무를 해결할 수 있도록 하는 정상적인 문제 해결의 방법입니다. 그런 의미에서 여러분에게 필요한 수면을 매일 꾸준히 확보하는 것이 중요합니다.

또한, 수면은 심신의 균형을 유지하는 다양한 뇌내 물질(이 책에서는 이해를 돕기 위해 이후부터 모두 '호르몬'이라고 표현하겠습니다)의 분비와 깊이 관련되어 있습니다.

그중에서도 중요한 것이 앞에서 설명한 '세로토닌'([그림 1-7] 참조)입니다. '잠을 푹 자는 좋은 수면 = 지칠 줄 모르는 몸 = 최고의 신체 기능'의 도식을 이해하기 위해서는 자기의 신체에 세로토닌이 얼마나 분비되고 있는지에 관심을 가져야 합니다.

[그림 1-7] 세로토닌의 역할

제1장

> 세로토닌(행복 호르몬)은
> 도파민과 노르아드레날린의
> 분비 밸런스를 조절해 주는 호르몬

세로토닌이 충분하면……

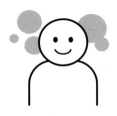

세로토닌이 부족하면……

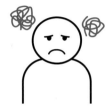

정신이 안정된다

- 마음이 넓어진다.
- 부정적 감정이 일어나지 않는다.

정신이 불안정해진다

- 끊임없이 초조하고 불안을 안고 있다.
- 수면에 문제가 생기기 쉽다.

어쨌든 세로토닌은 '수면 호르몬'인 멜라토닌으로 변화된 것으로써 멜라토닌을 늘려 줍니다. 또한, 세로토닌은 다른 호르몬을 분비할 수 있도록 도와주기도 합니다. 그 호르몬은 도파민과 노르아드레날린입니다. 이 두 호르몬이 우리 인체의 행동을 결정짓고 있다고 해도 과언이 아닙니다.

도파민은 '의욕 호르몬'이라고도 하며, 성욕과 식욕 등 생존 본능을 담당하고 있습니다. 멋진 이성에게 다가가서 대화를 걸고 섹스를 하고 싶거나 맛있는 것을 먹고 싶은 것도 도파민이 분비되기 때문입니다. 만약 이것이 부족하면 성욕이 감소되고 '기쁘다'거나 '재미있다'는 감정을 유발시키기가 힘들고 무기력해 집니다.

그렇다고 해서 이것이 과도하게 분비되면 본능적인 욕망을 억제할 수 없게 되고, 폭주적인 행동을 취하기 쉽습니다. 그 결과 도박, 섹스, 쇼핑, 약물, 알코올 등에 강한 자극을 느끼며 중독증에 빠지는 사람도 있습니다.

한편 노르아드레날린은 '위기관리 호르몬'입니다. 뭔가 자신에게 위험이 다가왔을 때 그에 대한 스트레스로 인해 뇌가 자극을 받아서 여기에 대응하려는 판단을 내립니다.

비근한 예로 설명하자면, 이상한 사람을 접했을 때 우리는 한순간에 상대방에 대해 불만을 토하거나 그 자리를 피함으로써 위기를 넘기려는 해결방법을 찾으려고 합니다. 이러한 행동도 노르아드레날린의 작용에 의한 것입니다. 즉 맞서서 싸워야 하느냐 혹은 도망쳐야 할지를 판단하는 호르몬이 노르아드레날린입니다.

또한, 뜨거운 주전자에 손을 대려는 상황에 놓였을 때 '이래서는 안 된다'고 판단하고 곧바로 손을 떼는 것도, 혹은 별로 좋아하지 않는 직장 상사가 옆에 다가오면 심장의 박동이 빨라지고 혈압이 오르는 것도 노르아드레날린이 그 위험을 알려주고 있기 때문입니다. 그래서 노르아드레날린이 부족하다는 것은 종족으로서의 생존 능력이 약해진다는 것을 의미합니다.

이와는 반대로, 그것이 과도하게 분비되면 끊임없는 좌절과 불안을 느끼게 되는 상태에 다다릅니다. 금세 격앙되어 화를 내거나 감정을 폭발시키거나 공황장애와 과격한 호흡을 하면서 불안장애에 빠지는 것은 노르아드레날린의 작용이 지나치게 활발해지기 때문입니다. 그러면 도파민과 노르아드레날린이 과도하게 분비되는 이유는 세로토닌의 분비가 부족하기 때문입니다.

세로토닌은 도파민과 노르아드레날린이 폭주하지 않도록 제어하는 역할도 담당하고 있으며, 기쁜 일이 있어도 기분이 지나치게 흥분되지 않도록 하고, 평상시에 화가 불끈 나는 경우가 있어도 침착하게 대응할 수 있도록 해줍니다.

또한, 하기 싫은 일을 끌어들이지 않고, 질투심과 우울감 등 부정적인 감정을 풀어주기도 합니다(51쪽 [그림 1-8] 참조 바람).

이와 같이 세로토닌, 도파민, 노르아드레날린 등의 호르몬은 살아가는 데에 매우 중요한 역할을 하지만, 대부분의 현대인이 라이프 스타일에서 세로토닌의 부족 현상에 놓여 있으며, 결과적으로 도파민도 노르아드레날린도 과잉 분비 경향으로 인해서, 말하자면 계속 흥분된 불안정한 상태에 놓여 있는 것입니다. 세로토닌이 부족하면 멜라토닌도 부족해지기 때문에 잠을 푹 잘 수가 없습니다. 또한, 도파민과 노르아드레날린이 과잉 분비되면 신경이 불안정해지기 때문에 잠을 이룰 수가 없습니다.

이 두 가지의 마이너스 요인으로 인해서 현대인의 대부분이 수면에 문제가 생기기도 합니다. 세로토닌은 수면을 개선해 줄 뿐만 아니라, '행복 호르몬'이라고 불릴 정도로 우리들에게 긍정적인 기분을 갖도록 해줍니다.

비즈니스에서 높은 성과를 발휘하고 싶을 때, 개인적으로 충실한 나날을 보내고 싶을 때에도 세로토닌이 이를 가능하게 해줍니다.

또 세로토닌은 스트레스로 인하여 분비량이 줄어들기도 합니다. 머리말에서 언급했던 근신 기간 중에 일어난 저의 수많은 질병은 바로 이 '세로토닌'의 부족에서 비롯된 '도파민'과 '노르아드레날린'의 폭주한 요인 중의 하나입니다. 세로토닌의 분비를 촉진하는 구체적인 방법에 대해서는 주로 제3장에서 설명하겠지만, 지금의 수면이 만족스럽지 않은 여러분도 우선은 '자기 자신은 세로토닌이 부족하다'고 하는 위기감에 대해서 세심한 관심을 가지고 대응해야 할 필요가 있습니다.

[그림 1-8] 세로토닌의 분비와 뇌에 작용하는 효과

제
1
장

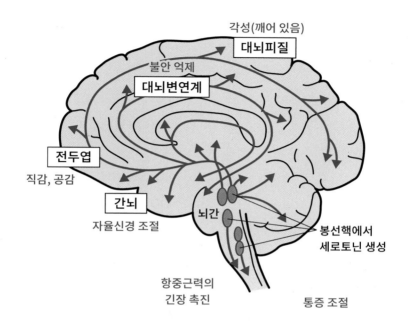

각성(깨어 있음)

대뇌피질

불안 억제

대뇌변연계

전두엽

직감, 공감

간뇌

자율신경 조절

뇌간

봉선핵에서
세로토닌 생성

항중근력의
긴장 촉진

통증 조절

> **봉선핵에서 세로토닌이 만들어지면**
> 화살표 (→) 방향으로 전기신호가 전달되어 세로토닌이
> 분비되며 이에 따라 효과가 나타난다.

출처:아리아 히데호 저, 「자율신경을 리셋하는 일광욕 방법」(산과 계곡 출판사) 인용

COLUMN 1
수면은 비즈니스를 성공의 길로 다가가게 하는 안전망

저는 항상 매일매일의 업무에 대한 성과에 대해서 스스로 점수를 매기고 있습니다. 그리고 그 점수와 그 전날의 수면 상태를 대조하면, 양자는 훌륭하게 상관관계에 있음을 알 수가 있습니다. 수면에 문제가 있으면 반드시 회사에서 어떤 불편함이 발생하는 것입니다. 수면과 낮 동안의 컨디션은 동전의 앞면과 뒷면의 관계에 놓여 있습니다.

채점은 성과 기여도에 기준해서 매깁니다. 그러나 보상이나 지위 향상을 해나가야 하는 회사로부터 받는 평가를 얻을 수 있는 '기여 여부'를 매일매일 점수화하는 것은 불가능하기 때문에 더 세부적인 목표를 달성했는지 등을 염두에 두고 항목을 쪼개어서 평가합니다.

바로 이때, 어디까지나 회사로부터 부여받은 목표를 바탕으로 세분화하는 것이 '업무 능력이 있는 사람'이 향해 갈 수 있는 지름길입니다. 그리고 세분화된 작은 목표에 그날 제 자신이 얼마나 업무에 충실했는지를 평가하고 있습니다.

이러한 일상 업무의 작은 성과에 의해 회사가 추구하는 목표가 이루어져서 확실하게 결과를 냄으로써 보상과 지위 향상이 딸려옵니다.

동료나 거래처 등의 타인의 의견이나 평가는 그 사람 나름대로의 의도가 포함되어 있는 경우도 있기 때문에 크게 의식하거나 의존하지 않는 것이 좋습니다.

덧붙여서 점수의 구분은 다음과 같이 나눕니다.

A: 91~100점. 매우 훌륭하게 수행
B: 81~90점. 대체로 훌륭함
C: 71~80점. 합격 기준
D: 61~70점. 그저 그렇다
E: 60점 이하. 불합격

거의 발생되지 않긴 하지만, A의 91점 이상의 점수를 낸 경우는 보상으로 구두 혹은 핸드백을 구매하고 OK라고 외치며, 저녁에는 샴페인을 열어 축하합니다.

B의 81점 이상 90점 이하도 좋은 결과이므로 저녁에 비싼 고기를 먹고, 샤워실에서 호화스러운 목욕물 첨가제(입욕제)를 사용하기도 합니다.

가장 중시하고 있는 것이 최소한 C 점수를 취했는지 그렇지 않았는지의 단계입니다. 그리고 매일매일 이 단계를 목표로 하고 업무를 수행하고 있습니다. 이를 위해서 컨디션이 나쁜 날은 제3장 이후에 설명할 예정인 세로토닌을 만드는 구체적인 방안을 강구하여 평소보다 저 스스로 정성을 들여서 업무에 임하고 있습니다.

E의 60점 이하는 저 스스로 논외로 재낍니다. 성과 기여를 올리지 못하고 오히려 손해를 끼치게 된 단계입니다. 이것은 확실히 수면 부족의 열악한 컨디션이 원인이지만, 애초에 왜 그렇게까지 상황이 좋지 않았는지에 대해서 철저히 검증합니다.

문제는 D의 점수인 '60점을 초과하고 있지만 합격점에는 도달하지 못한 케이스'입니다. 왠지 어중간하게 보낸 시간을 생각하면 업무 성과가 매우 나쁜 것으로 판단됩니다. 이럴 때 저에게 부족한 것은 역시 그 전날의 수면 시간의 양입니다.

　어느 중요한 약속 시간을 잡은 그 전날, 저는 다른 문제를 처리하는 데에 시간이 쫓겨서 6시간밖에 잘 수 없었습니다. 저는 원래 7시간을 자지 않으면 안 되는 타입입니다. 이 단계에서 수면 시간이 이미 1시간 마이너스가 생겼습니다. 사실 평소에 7시간 더하기 1시간, 즉 8시간 자고 싶은 때도 있었습니다. 왜냐하면, 그 주는 여러 가지 과제가 산적해서 뇌가 완전히 가동되어 심신이 소진된 상태여서 충분히 수면을 취하고 뇌를 정상으로 되돌려 놓아야 했었기 때문입니다.

　또한, 승부를 가르는 날에는 여유를 가지고 싶기 때문에 또 수면 시간을 늘려도 좋을 정도입니다. 즉 8~9시간을 확보하고 싶은 수면 시간을 6시간밖에 취할 수 없었기 때문에 그날의 회의에서 몇 가지 실수를 저질렀습니다.

　예를 들어 머리가 작동되지 않고 이날 필요 없는 자료까지 가지고 가거나 (필요한 자료가 없는 것보다는 낫지만), 상대방과의 대화에서 질문에 대한 더 나은 답변이 머릿속에는 있었는데도 불구하고 그것을 밖으로 꺼내어 활용하지 못했습니다. 말하자면 뇌의 검색 엔진이 작동하지 않았습니다.

　이 외에도 대화를 주고받으면서 더 나은 제안에 대해서 밀고 당기는 힘이 무디어졌던 것을 깨닫기도 했습니다. 이러한 것들은 모두 21쪽에서 설명했던 '전두엽의 기능'이 크게 둔화된 때문입니다.

그럼에도 불구하고 자료 작성 등의 준비는 확실하게 해두었기 때문에 최소한 의사 전달을 할 것을 알았었고, 결과적으로 그 제안은 받아들여졌기 때문에 상대방도 그다지 불만을 느끼지 않았다고 생각합니다(만약 다소나마 상대방이 불만을 느낀다면, 상대방은 평소의 나를 모르기 때문에 '수면이 부족하면 업무를 제대로 볼 수 없다'는 발상은 하지 않고 "니시카와(西川) 씨의 능력은 이 정도밖에 안 됩니까?" 하고 따분하고 능력 없는 사람이라고 평가절하합니다.

어쨌든 저 스스로 합격점을 넘지 못했습니다. 그래서 "더 좋은 성과를 올리고 싶었는데……" 하고 후회를 하게 됩니다. 여러분도 마찬가지라고 생각됩니다. 상대방이 존재하는 사업은 이러한 시나리오대로는 이야기가 진행되지는 않습니다. 그 업무를 진행하는 그 자리에서 '이 대화는 상대방은 지금 어떤 정보를 필요로 하고 있는지'를 끊임없이 지켜보면서 대응할 전략이 요구됩니다. 이때 실질적인 준비 자료와 더불어서, 적어도 미팅 전날에 충분히 수면을 취해 두면, 뇌가 빠르게 회전하고 협상 방향이 다양하게 변해도 따라잡을 수가 있습니다. 수면은 비즈니스 성공에 다가가는 '안전망'과 같은 역할을 하는 중요한 요소입니다.

제2장

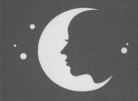

속설에 속지 마라
'수면의 신상식'

'뮌헨 크로노 타입'으로 최적의
수면 시간을 알 수 있다

최소한의 심신의 건강을 유지하기 위해서 하루에 6시간 수면을 취하는 것은 필수 조건이다. 높은 업무 성과를 발휘하기 위해서는 적어도 7시간은 잘 필요가 있습니다(19쪽 [그림 1-1] 참조).

이것은 모든 사람을 위해서도 적용되는 기본 조건이라고 생각해도 좋을 것입니다. 그리고 이 책에서는 그 7시간 이상을 어떻게든 수면 시간을 확보하고, 또한 질이 좋은 수면으로 건강을 유지해 나갈 것인지에 대해서 제3장 이후의 내용에서 구체적인 방법을 제시해 나갈 것입니다. 다만 사람은 각각의 수면 유형과 자신에게 주어진 사정이 있습니다. 우선 '나 자 신에게 주어진 현재의 수면 상황은 어떤가?'라는 것을 파악하는 지점에서 시작해야 합니다.

이를 위해서는 평일과 휴일을 포함해서 최근 2주 정도 수면을 어떻게 취해 왔는지를 분석하는 방법을 추천합니다. 노트와 수첩에 잠들었던 시간대, 그리고 수면 시간의 분량과 그날의 기분이나 컨디션에 대해서 기록해 봅시다. 그저 단지 '나는 의외로 아침에는 나약하지 않을지도 모른다' 혹은 '7시간의 수면으로는 전혀 부족하지 않다'라는 등의 판단 능력이 있을 것입니다.

또 반드시 명심해야 하는 것은 '뮌헨 크로노 타입'에 대해서 자기 진단 체크를 할 필요가 있습니다. 크로노 타입이라고 하는 것은 '아침형·저녁형' 등 각각의 시간에 대한 타이밍을 의미합니다. 인터넷에서 '뮌헨 크로노 타입 질문지'의 사이트를 이용하면 여러분에게 무료로 완벽하게 잠들어야 하는 시간, 일어나야 하는 시간, 그리고 수면 부족과 사회적 시차의 시간 등을 분석할 수가 있습니다.

실제로 컴퓨터를 사용하여 확인해 보기로 합시다. 여기에 소개되는 URL로 이동합니다. (→ https://www.mctq.jp)

답변 내용을 이 웹사이트 제작 업체인 국립정신신경의료연구센터 정신보건연구소 수면각성장애연구부의 연구에 이용해도 좋다고 동의하고 해당 부분에 이메일 주소를 입력합니다. 그러면 여러분의 이메일 주소로 '최적 수면 스케줄(잠들 시간과 일어날 시간)'과 여러분의 '수면 부족도(不足度)', '사회적 시차의 시간' 등이 기록된 데이터가 도착합니다(61쪽의 [그림 2-1] 참조).

먼저 데이터에는 회답한 사람의 '크로노 타입'이 표시되어 있습니다. 이것은 휴일의 수면 중앙 시간(33쪽 참조)에 의해 결정됩니다.

그렇다면 왜 휴일인가에 대해서 설명해 보겠습니다. 평일보다는 휴일이 그 사람의 크로노 타입이 나타나기 쉬운 날이기 때문입니다.

평일에는 많은 사람(특히 직장인들)은 싫어도 아침 6시와 7시 사이에 일어나서 출근 준비 등을 해야 하기 때문에 그 사람의 본래의 크로노 타입을 알기 위해서는 적합하지 않다고도 할 수 있습니다.

그런 다음에는 '수면 스케줄'이 표시됩니다. 이것은 본래 여러분이 가장 건강한 상태에서 가장 높은 효율성을 발휘할 수 있다고 생각되는 '잠자야 할 시간'과 '일어나야 할 시간'이 표시됩니다.

만약 크로노 타입이 '아침형'으로 나온다면 아마도 수면 스케줄도 사무실에서 업무를 수행하는 근무자로서 가장 이상적인 스케줄에 맞도록 알려주어야 할 것입니다. 이런 타입의 아침형 인간은 휴일에도 늦잠을 자지 않는 사람이라든가, 혹은 그 사람은 업무 등의 일정 등에 따라 평일에도 그대로 적용되는 등의 데이터가 제시될 것입니다.

그러나 크로노 타입이 '저녁형'인 경우에 해당하는 분은 출근 시간에 맞춰서 매일 무리하게 일찍 일어나게 되므로 '잠을 들 수가 없다' 혹은 '잠에서 깨어나도 개운하지가 않다'라는 등의 문제가 발생하기 쉽습니다 .

이어서 '수면 부족도(수면 부채)'나 '사회적 시차증'에 대한 항목도 표시됩니다. 이들도 평일은 무리해서 일찍 일어나는 '저녁형 인간'처럼 수면 스케줄 결과가 자신에게 불리해질 수도 있습니다.

최근 수년 동안에 걸쳐서 미국과 영국에서 등교 시간을 1시간 늦춘 학교가 몇 군데 있었습니다. 그랬더니 어느 학교는 학생들의 학업 성취도가 눈에 띄게 올랐다는 데이터가 나오기도 했습니다.

즉 지금까지 학교 등교 시간이 너무 빨라서 많은 학생이 자신들의 크로노 타입에 무관하게 등교 시간이 정해져서 불편을 겪었다는 것입니다. 아침형과 저녁형의 비율은 50% 정도 유전으로 결정됩니다. 이 내용은 중요한 사항이기 때문에 다시 한번 강조해서 말씀드리겠습니다. 아침형인지 저녁형인지의 구분은 대부분 유전에 의해서 결정됩니다.

[그림 2-1] 셀프 체크로 알 수 있는 체내시계의 특성

❶ 크로노 타입(Chronotype)

휴일의 수면 중앙 시간으로 계산
'아침형', '중간형', '저녁형'
등으로 나눈다.

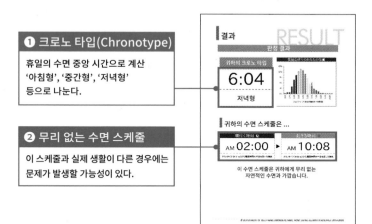

❷ 무리 없는 수면 스케줄

이 스케줄과 실제 생활이 다른 경우에는
문제가 발생할 가능성이 있다.

❸ 수면 부족도

1일 30분 이상인 경우에는
수면 부족이 상당히 누적되어 있다고
말할 수 있다.

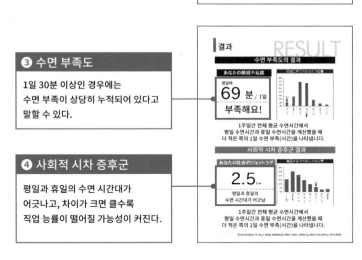

❹ 사회적 시차 증후군

평일과 휴일의 수면 시간대가
어긋나고, 차이가 크면 클수록
직업 능률이 떨어질 가능성이 커진다.

예를 들면 저녁형 인간에게 아침 일찍 일어나라고 하면 어떻게 될까요? 아침형 인간보다 체온이 상승하기 시작하는 시간이 늦으며, 아침부터 뇌와 신체를 풀 가동해서 몸을 움직이는 것은 어려울 것입니다.

'아침형', '저녁형'이라는 유형의 크로노 타입은 개인이 지니고 있는 체내 시계의 특징을 반영한 것입니다. 말하자면 그 사람의 '개성'입니다. 그래서 '일찍 일어나는 사람은 근면'하고, '늦게 일어나는 사람은 게으른 사람'이라는 대비는 더 이상 의미가 없는 '구분'이라고 해석할 수 있습니다. '일찍 일어나는 사람', '늦게 일어나는 사람' 등은 원래는 각자의 크로노 타입에 맞추어서 개개인이 자기의 타입에 따라서 일을 시작하는 시간이 다르며 각자의 성능을 극대화하는 것입니다.

또한, 수면 부족도는 수면 부채를 의미하는데, 만약 '하루에 30분' 혹은 그 이상 늘어나면 지금까지의 세월에 상당히 쌓여 있다고 할 수 있습니다. 그 결과를 엄격하게 관찰하면서 34쪽의 수면 방법(자세한 내용은 82쪽을 참조)을 이용하여 수면 부채를 해결해 나아가도록 해야 합니다.

2

쇼트 슬리퍼(short sleeper)는
겨우 0.5%밖에 없다

인생은 단 한 번뿐입니다. 하루의 시간은 24시간밖에 없다는 것도 누구에게나 동일한 조건입니다. "그렇다면 수면 시간이 짧아도 지장이 없는 사람은 행운이다. 분명히 세상에는 쇼트 슬리퍼(수면 시간이 짧은 사람)가 있는 것 같다. 나신도 그렇게 자고 싶다." 이런 희망 사항을 욕망하는 기분은 충분히 이해할 수 있습니다. 하지만 현실적으로 쇼트 슬리퍼는 거의 존재하지 않습니다. 쇼트 슬리퍼는 5시간 미만의 수면 시간으로도 낮에 대부분 졸음을 느끼지 않고, 심신에 아무런 문제를 일으키지 않는 사람입니다.

미국 수면의학회의 발표는 쇼트 슬리퍼 여성은 4.3%, 남성은 3.6%라는 통계가 나와 있는데, 여기에는 불면증 장애 및 기타 수면장애 등 '질병으로 오랜 기간 동안 잠을 못 이루는 사람'까지 포함되어 있습니다. 그것을 근거로 일본의 수면 연구 선구자인 수면평가연구기구의 대표인 시라카와 슈이치로(白川 修一郎)의 연구진들이 2004년에 인터넷으로 일본의 전국 남녀 16~75세 약 25,000명을 조사했습니다. 그러자 "병으로 잠들 수 없다"고 하는 특수한 사정을 제외한 인원 가운데에서 하루 평균 5시간 미만의 수면 시간으로도 지장이 없는 '순수한 쇼트 슬리퍼'는 0.5% 이하라는 점을 밝힌 적이 있습니다. 즉 아무리 많이 잡아도 쇼트 슬리퍼는 200명 중에 1명 정도의 수준입니다.

쇼트 슬리퍼로 유명한 인물 중에는 나폴레옹과 에디슨이 있습니다. 이에 대한 기록은 여기저기에 남아 있기 때문에 잘 알려져 있을지도 모릅니다.

아직도 그들의 이름이 전해지는 점에서 쇼트 슬리퍼는 매우 드물고 부러운 존재라고 하는 점을 알 수 있을 것입니다.

그런데 대부분의 직장인과 대화를 나누어 보면 왠지 모르게 쇼트 슬리퍼의 존재 비율이 높습니다. "당신은 수면 시간은 어느 정도입니까?"라고 물었을 때 5시간 정도라고 답하는 사람들이 여러분 주위에도 있을 것입니다. 그리고 그 비율은 시라카와 슈이치로 선생님이 행한 통계조사에서 도출한 쇼트 슬리퍼의 비율인 0.5%를 크게 웃돌고 있는 것입니다.

참고로 최근 미국 수면의학회의 쇼트 슬리퍼의 기준은 5시간 미만에서 6시간 미만으로 1시간 늘어났습니다. 그만큼 적은 수면 시간이 심신에 지장을 초래하고 위험하다는 것을 의미합니다.

그렇다면 직장인에게 쇼트 슬리퍼 비율이 높은 것은 도대체 무엇을 의미하는 것일까요?

첫째는, '잠을 많이 잔다'라고 대답하는 것을 매우 부정적으로 받아들이는 사람이 많다는 점입니다. 많은 사람이 '(잠자는 시간을 아껴서) 다양한 활동을 하고 있는 사람 = 좋은 사람'이라는 세간의 인식이 있기 때문에 잠을 많이 자는 자신을 은폐하고 무의식적으로 실제보다 약간 짧게 자고 있다는 것을 내비치고 있는 것이 아닌가 하는 것이 저의 추측입니다.

둘째는, '저것도 하고 싶고 이것도 하고 싶다'라고 하면서 다양한 일을 하다 보니 실제로 수면 부족에 놓인 사람이 많다는 것입니다. 쇼트 슬리퍼가 아닌데도 쇼트 슬리퍼의 욕망을 가지고, 짧은 시간의 수면 상태로 일상생활을 보내고 있는 사람들이 존재한다는 것이라고 할 수 있습니다. 무리하게 일상의 삶을 보내고 있는데도, 그조차 깨닫지 못하는 사람들이 상당수 존재할 것으로 판단됩니다. 그런데 만약 동료 10명 중에 1명이 쇼트 슬리퍼라고 하면 공격적인 사람은 초조할 것입니다. '나도 수면 시간을 단축해서 경쟁에서 뒤처지지 않겠다'라고 생각하는 자들도 있을 것입니다.

실제로 수면 시간을 4시간 30분으로 권장하는 책이 한때 화제가 된 적이 있었습니다. 저도 사실은 과거에 단시간 수면에 도전해 보고 싶어 했던 사람입니다. 그러나 졸립고 도무지 일어날 수 없었으며, 짧게 자고 겨우 일어난 날에는 머리가 멍하며 전혀 도움이 되지 않았습니다. 책에 적혀 있는 대로 실천해 봐도 불가능했습니다. 그 무렵 나는 우울한 기분으로 '나는 참으로 능력이 부족하고 게으른 사람'이라고 자책했지만, 수면에 대한 연구와 공부를 계속해 오는 동안에 나 자신을 비난했던 것이 얼마나 잘못되고 바보 같은 짓을 했는지 깨닫게 되었습니다.

앞에서 설명한 바와 같이 인간은 '아침형' 혹은 '저녁형'의 유형으로 나뉘며, 각각 50% 정도이며, 이것은 유전으로 결정된다고 밝혔습니다. 마찬가지로 그 사람에게 적절한 수면 시간은 유전적인 요소가 강하기 때문에 부모, 조부모, 삼촌, 고모, 이모 등 친척 중에 쇼트 슬리퍼가 없다면 자신은 쇼트 슬리퍼가 될 수 없다고 생각해도 거의 틀림이 없을 것입니다. 그리고 쇼트 슬리퍼가 아니라면 7~9시간 정도의 수면 시간에 잠을 잘 자고 일상생활을 보내며 일을 하는 사람이 업무 효율이 높은 것은 분명합니다.

또한, 제1장에서 설명한 바와 같이 피부에 윤기가 있고, 비만 체질과도 인연이 멀어서 건강한 사람입니다(쇼트 슬리퍼가 아닌데도 짧은 수면 시간으로 일상을 보내고 있는 사람은 16~34쪽에 제시된 '자기 자신에 해당되는 부분'에 대해서 다시 한번 읽어보시기 바랍니다).

그러므로 현명한 직장인이라면 이제부터는 쇼트 슬리퍼에 대한 동경은 그만 거두고 자신에게 적합한 수면 시간을 통해서 잠을 충분히 잘 자는 방향으로 인식 전환을 하는 쪽이 좋을 것 같습니다.

세계적으로 성공한 사람들은 수면의 중요성을 알고 있다

최근에는 자신이 9시간 이상 수면을 취하는 롱 슬리퍼(long sleeper)임를 밝히는 사람도 늘고 있습니다.

예를 들면 전 메이저리그 야구 선수인 이치로, 스모 선수인 하쿠호제키(白鵬関), 프로 골퍼인 타이거 우즈, 전 F1 드라이버 슈마허 등의 스포츠맨들을 예로 들 수 있습니다. 각자의 영역에서는 화려한 업적을 남긴 경험이 있는 유명인사인 그들은 피로 해소를 위해 긴 시간의 잠이 효과가 있었다고 생각하고 있는 사람들입니다.

그들처럼 운동 선수가 아니어도 창의적인 업무를 하려면 역시 잠을 제대로 자는 것이 가장 중요합니다. 수면 선진국 미국에서 성공을 거둔 많은 사람은 수면을 하루 일과 중에 가장 우선순위로 꼽는 것 같습니다. 실제로 유명한 대기업 영자는 수면 시간을 확보하고 있습니다. 그중에는 피트니스 트레이너를 초빙해서 신체를 유연하게 움직이도록 노력하는 것처럼, 그들은 수면의 질을 높일 목적으로 수면 전문 코치까지 초빙하는 사람들도 있습니다.

아마존의 공동 설립자인 제프 베조스는 1일 8시간 수면을 목표로 "수면 시간을 늘여서 생산성이 있는 2~3시간을 확보할 수 있을지는 모르지만, 그 생산성은 그저 단순한 판단 착오일지도 모른다."라고 말한 바가 있습니다.

마이크로소프트 설립자인 빌 게이츠, 애플사 CEO인 팀 쿡, 트위터의 공동 창업자인 잭 도시는 매일 7시간, 허핑턴포스트 창립자 아리아나 허핑턴은 7~8시간의 수면을 취하고 있습니다.

일본에서는 가츠마 가즈요(勝間和代), 호리에 다카후미(堀江貴文) 씨가 8시간의 수면 시간을 확보하려는 목표로 하고 있습니다.

가츠마 씨는 "수면은 병에 걸리지 않기 위한 가장 저렴한 예방약이며, 7시간의 수면은 뇌를 회복시킬 수 있다."라고 말했으며, 호리에 씨는 "수면 시간을 줄이면 기억력이 떨어지고, 멍하니 있는 시간이 늘어날 뿐이며, 6시간 이상 자지 않고는 두뇌 회전이 안 된다."라고 했습니다.

이러한 성공한 사람들은 수면의 중요성을 몸으로 알고 느끼고 있습니다. 따라서 인간이 살아가기 위해서 공기를 들이마시는 것과는 정반대로 확실하게 잠자는 시간을 확보하는 것은 부끄러운 일이라고 생각하지 않는 것입니다. 그들의 수면에 대한 인식과 태도에 대해서 저는 대찬성입니다.

한창 일해야 하는 지금이야말로 '7~9시간의 수면'이 필요하다

이 책의 19쪽의 [그림 1-1]에서도 언급한 바와 같이 26~64세까지의 한창 일할 사람들에게 가장 중요하다고 생각되는 것은 매일 7~9시간의 수면을 취하는 것입니다. 육체를 혹사시키고 있는 케이스와 수면 부채를 상환하고 있는 시간을 제외하면 길어도 9시간입니다. 일반 직장인이 최고의 성능을 펼치는 위해서는 7~9시간 동안 자신에게 가장 적합한 수면 시간을 확보하는 것이 좋습니다. 무엇보다도 이 2시간의 차이가 있습니다. 당신에게 최고의 수면 시간은 7~9시간의 어떤 것인가를 분석하고 파악한 후에 스스로 실천하는 수밖에 없습니다.

83쪽에서 설명하는 '수면 부채 상환법'을 실천하면 확실하게 '상태가 좋아지고 있다'는 순간이 찾아옵니다. 그때의 수면 시간이 당신에게 적합한 수면 시간이라고 생각하면 틀림없습니다.

그리고 피곤한 날은 그보다 약간 긴 잠을 자며, 특히 겨울은 긴 잠을 자는 등(일조 시간의 관계상 필요한 수면 시간이 여름이 짧고 겨울이 길기 때문) 각자에게 처해진 상황이나 환경에 따라서 준비하면 1년 내내 건강하게 잘 보낼 수 있습니다.

3

'수면 초반부 3시간'이
골든 타임

제1장에서도 언급한 바와 같이 수면를 취하는 중에는 성장호르몬이 분비됩니다. 성장호르몬은 몸의 각 기관에 작용하여 피부, 근육, 장기, 뼈 등 전신의 복구 및 재생을 도와줍니다. 그리고 피로 해소, 기력, 체력, 집중력 등을 유지하고 면역력을 향상시키는 데에 깊이 관련되어 있으며 심신의 건강을 위해 매우 중요합니다. 그러나 성장호르몬은 수면 중에 일정한 농도로 계속 분비되는 것은 아닙니다.

중요한 것은 '수면 초반부 3시간'이 골든 타임입니다(70쪽 [그림 2-2] 참조). 여기에서 깨어 있지 않고 가능한 한 깊이 잠들어 있을 때 성장호르몬의 분비가 극대화됩니다. 밤에 자고 낮에는 깨어 있는 생활 패턴은 몇 시에 자든지 관계없이 성장호르몬은 수면 초반부 3시간째에 가장 많이 분비됩니다.

[그림 2-2] 젊은 건강한 남자(22세)의 예

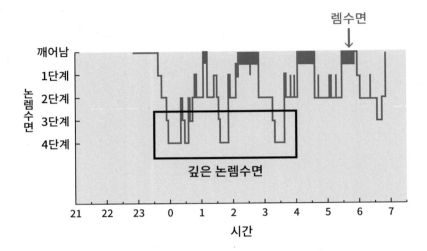

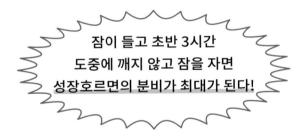

잠이 들고 초반 3시간
도중에 깨지 않고 잠을 자면
성장호르몬의 분비가 최대가 된다!

그런데 우리가 취하는 수면은 'REM 수면'과 'non-REM 수면'이 있습니다.

REM 수면의 REM은 Rapid Eye Movement(급속 안구 운동)의 머리글자에서 유래합니다. 이 동안에는 자고 있어도 안구가 움직이고 뇌도 기억을 정리하는 등 어떠한 활동을 하고 있다고 생각됩니다.

한편 non-REM 수면은 반대로 불필요한 기억을 지우고, 스트레스를 완화하거나 또는 제거하는 역할을 합니다. 이처럼 스트레스 해소에는 술보다 non-REM 수면이 효과적입니다.

건강한 수면을 취할 수 있는 사람의 경우, 먼저 얕은 non-REM 수면에 들어가서 점차 그 깊은 non-REM 수면으로 이동합니다. 그리고 REM 수면을 사이에 두고, 또 non-REM 수면이 찾아옵니다. 이것을 4~5회 반복하다가 자연스럽게 깨어나는 것이 이상적입니다(70쪽 [그림 2-2] 참조).

다만 지금까지 잘 알려진 '90분 주기'라는 것도 도시의 전설이라고 할 수 있습니다. 이 주기는 어디까지나 모든 사람의 평균치이며, 실제로는 90~120분 주기라고 하거나 80~100분 주기라고도 합니다. 개인차가 있기 때문에 하룻밤 중에서도 계절, 컨디션, 나이에 따라서 각각 달라집니다. 그래서 하룻밤 동안 90분 주기로 매일 계속된다고 하니 100%가 있을 수는 없습니다. 그 수치까지 이르기는 불가능합니다. 어쨌든 수면 초반부 3시간 이내에 non-REM 수면 중에서도 특히 깊은 수면에 들었을 때 하루에 분비되는 성장호르몬의 70~80%가 분비되는 것입니다. 그래서 수면 초반부 3시간은 깨어 있지 않고 깊이 자는 숙면(熟眠)이 가장 중요합니다.

선잠을 자거나, 수면 전의 음주, 식사는 금해야 한다

이를 위해서 조심하지 않으면 안 되는 것이 '선잠'입니다.

여러분 가운데에는 'TV를 보면서 소파에서 1시간 정도 잠에 들었다가 당황해서 침대로 가서 누웠다'는 경험을 한 분도 있을 것입니다. 그렇다면 수면 초반부 3시간은 단절되어 버립니다. 비록 퍼뜩 깨어나서 침대로 가서 곧바로 잠을 자더라도 한 번 눈을 뜨게 되면, 이후의 성장호르몬은 거의 분비되지 않게 됩니다.

또한, 자기 전에 맥주를 한 잔 마셨거나 잠이 들어서 2시간 정도 지나서 화장실에 가고 싶어졌다고 하는 경우에도 성장호르몬의 분비가 줄어듭니다. 어쨌든 수면 초반부 3시간을 소중하게 여기고, 또 그리고 잠을 푹 자서 눈을 뜨지 않는 습관을 기르기 바랍니다.

또한, 성장호르몬은 공복에 많이 분비됩니다. 위장이 가득 찬 상태로 잠을 자면 소화를 시키기 위해 얕은 잠을 잘 뿐만 아니라, 소중한 3시간에 분비되는 성장 호르몬이 차단됩니다. 따라서 적어도 취침 2~3시간 전에 저녁 식사를 마치는 것이 좋습니다.

'수면'이야말로 스트레스를
없애는 최강의 비법

이 책을 여기까지 읽고 7~9시간의 수면을 확보하는 것은 무리라고 생각하면서 단념하고 있지는 않습니까? 원래 평일에 왜 수면 부족 현상이 나타나는 것일까요? 매일 아침 6시에 일어나는 사람이라면 밤 10시에는 침대에 들어가는 정상적인 행동인데 왜 실천할 수 없을까요?

만일 업무가 쌓여서 귀가가 불가능하다면 신체 기능이 저해될 수 있습니다. '신체 기능이 낮다 → 그래서 작업이 끝나지 않는다 → 작업이 끝나지 않았기 때문에 돌아갈 수 없다 → 귀가가 늦어지기 때문에 수면 시간이 감소된다 → 수면 시간이 감소되기 때문에 기능이 저하된다'고 하는 악순환으로 인하여 피로의 늪에 목까지 잠겨 버렸다고 간주합니다.

이렇게 되면, 더욱 그 악순환의 고리를 차단할 노력이 필요합니다. 또는 업무는 그다지 늦지 않았지만 다른 일로 바쁜 경우도 있을 것입니다. 이 다른 일의 대표적인 것은 스트레스 해소를 위한 술입니다. 동료와 술을 마시러 가면 2~3시간 정도 순식간에 시간이 지나가고, 집에서 한 잔 마셔도 '빨리 잠들어야지. 그런데 마지막으로 한 잔만 더 마시자'라고 하다가 시간이 질질 흘러가서 수면 시간을 손실하는 결과가 초래됩니다.

이러한 상황은 잘 알 수가 있습니다. 저도 2년 정도 동안 거의 매일 술을 마시고 알코올 중독에 가까운 상태에 빠졌던 경험이 있기 때문입니다.

그 무렵의 저는 '스트레스를 해소하기 위해 매일 마시러 간다 → 매일 마시는 때문에 술에 익숙해지고 강해진다 → 강해지기 때문에 주량이 늘어난다 → 주량이 늘어나서 늦은 시간까지 마시다 보니까 술버릇이 좋지 않은 사람과 접촉할 기회가 늘어난다 → 스트레스 해소가 되지 않는다 → 그래도 술 마시러 가는 습관을 끊을 수가 없다'라고 하는 부정적인 악순환에 시달리게 되었습니다.

그러다가 점점 술독에 빠지게 되고, 매일 잠자는 시간은 고작해야 3~4시간에 불과했습니다. 저는 체질상 7시간 잠을 자지 않으면 안 되는데 이런 생활이 계속 이어져서 수면 부족의 최악의 상태에 다다랐습니다.

당연히 뇌의 전두엽 기능도 현저히 저하되어 있었을 것입니다. 사실 멍한 자세로 판단력이 둔화하고 그에 비해 묘한 실망감과 불안감이 항상 나를 따라다니고 있었습니다.

이런 상황에서 좋은 일을 할 수 있을 리가 없습니다. 음주로 인한 수면 부족 때문에 일이 잘 되지 않고, 또한 스트레스가 쌓여 있었기 때문에 안타까운 상황이 연속되었던 것입니다.

저는 원래 기호품을 좋아하는 경향이 있어서 대학 다닐 때에는 오로지 과자로 스트레스를 해소하려고 했습니다. 하루의 일과가 끝나면 대부분 과자를 사기 위해서 근처의 편의점에 들르는 것이 정해진 코스였습니다. 그래도 빠듯하게 이성은 잃지 않으려고 했습니다. '무절제하게 생활해서는 안 된다. 한 번 쇼핑할 때는 1,000엔 이상을 쓰지 말자'라고 정했던 것입니다.

그러나 제 스스로를 합리화한 이성적 결정이었을까요? 편의점의 과자는 저렴하기 때문에 1,000엔으로 상당한 양의 과자를 살 수 있습니다.

감자 칩은 마스트, 그 외에 코알라 마치, 컨트리맘 등 먹기에 익숙해진 과자를 사면, 짜증스럽지 않은 날에는 집에 돌아갈 때까지를 기다리지 못하고 길을 걸으면서 과자를 먹기도 했습니다.

그리고 모든 것을 다 먹고 나면 그걸로 끝입니다. 과자를 남기는 습관의 선택지는 저에게는 없었습니다. 지금 생각하면 공허롭지만, 이 책의 독자분 중에도 이러한 의존증을 앓고 있는 분이 있을 거라고 생각합니다.

술, 도박, 쇼핑으로 스트레스는 제거되지 않는다

필요 이상의 정보가 넘치고 무언가에 쏠려서 스피드가 중요시되고, 자기 책임이 요구되는 현대 사회를 살아가기 위해서는 스트레스가 쌓이고, 그것과 무관하게 살아가는 사람은 없습니다. 이외에 인간은 원래 재미있었던 일보다 싫었던 일을 기억하는 경향이 있습니다. 즉 어떠한 형태로 자신을 리셋팅하지 않으면 뇌는 스트레스에 지쳐서 제대로 작동하지 않는 것은 분명한 사실입니다.

이 리셋팅을 하기 위해 많은 사람이 예전의 저처럼 술, 과자, 도박, 쇼핑 등에 의존하려고 합니다. 그러나 이러한 행동을 하는 사람은 과거의 안 좋았던 기억을 일시적으로 넘어버릴 수는 있어도 희미하게 해소해 갈 수는 없습니다. 앞에서 이야기한 바와 같이 수면에는 과거의 불필요한 기억이나 스트레스를 해소시키려는 조절 능력이 있습니다. 스트레스를 지우는 최강의 방법이 수면이므로 좋지 않은 기억이 있었던 날은 평소보다 더 길게 수면을 취하시기 바랍니다. 술과 과자 등에 의존해서 스트레스를 해소하려고 했던 저도 많은 시행착오를 겪다 보니 수면이야말로 '스트레스를 해소하는 최고의 무기'라는 결론에 이르렀으며, 이제는 평소에 정말로 잠을 잘 자고 있습니다.

'잠들기 위해 술을 마시면' 수면의 질이 떨어진다

순조롭게 잠에 들기 위해 술의 힘을 이용하고 있는 사람도 많을 것입니다. 분명히 술에 취해 버리면 일시적으로는 잘 수 있습니다. 저 자신도 알코올 중독에 걸려 있었을 무렵에는 술에 취해 집에 가서 샤워도 하고 않고 그대로 침대에 쓰러져서 잠에 빠진 적도 있습니다.

소위 '필름이 끊긴 상태'로 잠들어 버리는 경우인데, 그렇다고 해서 아침까지 푹 잘 수는 없습니다. 잠에 들어갈 때 반드시 2시간도 채 지나지 않아서 깨었는데 그때부터 얕은 잠을 자거나 수면 도중에 눈이 떠지게 되어 시달린 적이 있습니다.

국제 알코올학회의 보고에 따르면, 술을 마시면 짧은 시간에 잠들 수 있지만, 알코올의 분해 작업으로 인해 잠이 얕아지는 것을 알 수 있습니다. 또한, 알코올을 분해하기 위해서는 체내의 수분이 쓰이기 때문에 갈증이 나고 수면을 취하는 사이에도 신체가 괴로워집니다. 또한, 수면 중에 소변을 만드는 활동을 억제하는 항이뇨호르몬이 분비되는데, 알코올에 의해 그 작용이 억제되어 잠에서 깨어나 화장실에 가는 횟수가 늘어납니다.

또한, 코를 골기가 쉽습니다. 그 이유는 알코올이 혀의 근육을 마비시킴으로써 혀가 기도를 막아 버려 공기가 통과할 때의 저항이 커지기 때문입니다.

코를 고는 사람은 마치 숙면하고 있는 것처럼 보이지만 그렇지가 않습니다. 기도가 좁아져 있기 때문에 산소를 충분히 들이마실 수 없어서 잠이 얕아집니다. 그 증거로써 코를 골고 자는 사람에게 말을 걸면 말을 거는 사람이 놀랄 정도로 '순순히' 일어납니다. 말하자면 숙면 상태가 아니라는 것입니다.

이처럼 다양한 요인으로 인하여 알코올은 수면의 질을 저하시킵니다. 잠을 잘 들기를 기대하고 술을 마실 것이 아니라, 식사와 함께 적당량을 즐기고, 잠자는 시간에는 잠에 빠져들기 위해서 술 마시는 것을 생략해야 합니다.

또한, 어떻게 하면 쓸데없는 과음을 안 할 수 있는지에 대해서 저의 경험을 바탕으로 설명한 조언은 이 책의 174~177쪽에 게재되어 있으므로 참고하시기 바랍니다.

6

'야간 빈뇨'는 체내 시계가
망가진 증거?

　본래 나이를 먹으면 수면 도중에 일어나서 화장실에 가는 횟수가 늘어납니다. 제가 진행하고 있는 수면 세미나에서도 "화장실에 가기 위해서 잠자리에서 일어나면 수면이 고르지 못하여 어려움을 겪고 있다"라는 고민을 털어놓는 분들이 많았습니다.

　일본 비뇨기과학회에 따르면, 40세 이상의 남녀 4,500만 명이 배뇨를 하기 위해 야간에 1회 이상 일어나고 있다는 것입니다.

　또한, 79쪽의 [그림 2-3]을 보시기 바랍니다. 40대는 약 40%, 50대는 절반 이상, 60대는 약 80%의 사람이 하룻밤에 1회 이상 소변을 보기 위해 일어나고 있습니다. 그러면 당연히 수면에 방해가 된다고 할 수 있습니다. 그러면 왜 노화가 진행됨에 따라 수면 중 빈뇨가 발생하게 되는 것일까요? 아무런 질환이 없는 경우 건강한 사람에게서 그 원인이 크게 두 가지가 관찰되고 있습니다.

　우선 방광의 용량이 작아지는 것입니다. 젊을 때에는 방광에 신축성이 있기 때문에 방광이 성장하여 소변을 많이 모을 수 있지만, 나이가 들면 방광이 딱딱해지고 소변을 모을 수 있는 양이 줄어들기 때문입니다.

[그림 2-3] 연령별 야간 배뇨 빈도

단위 : %

남	40-49세	50-59세	60-69세	70-79세	80세 이상
1회 이상	44.0	61.8	83.8	91.2	96.6
2회 이상	10.3	20.6	39.7	62.0	83.9
3회 이상	4.0	7.0	17.3	31.5	55.9

단위 : %

여	40-49세	50-59세	60-69세	70-79세	80세 이상
1회 이상	38.4	59.5	76.6	88.7	92.9
2회 이상	8.5	15.4	28.6	48.3	71.2
3회 이상	2.7	4.2	9.6	19.0	40.2

출처:아오키 요시타카, 요코야마 오사무:「일본노년의학회지」50(4), 434-439, 2013-07 수정 인용

두 번째는, 야간에 신체에서 소변이 만들어진다는 것입니다. 이것은 독자 여러분 세대에도 남의 일이 아닙니다. 왜냐하면, 체내 시계의 오동작으로 인하여 발생하는 문제이기 때문입니다.

체내 시계가 정확하게 작동하고 있으면 밤이 되면 '이제 오줌을 만들지 말자'라는 뇌의 명령에 의해 '항이뇨호르몬'이 많이 분비됩니다. 따라서 수면 도중에 화장실에 가지 않아도 됩니다. 그런데 체내 시계가 망가지면 항이뇨호르몬의 분비가 억제되어 밤에도 낮처럼 체내에서 소변이 만들어져서 결과적으로 한밤중에 바스락거리며 화장실에 가는 상황이 생기게 됩니다. 이러한 측면에서 헤아려 볼 때 체내 시계를 조절하는 것은 매우 중요합니다.

또한, 수면 시의 무호흡증 등 수면장애와 야간 빈뇨는 떼래야 뗄 수 없는 연관이 있습니다. 이 책의 숙면을 위한 개선 방법을 강구해도 수면 상황이 개선되지 않을 경우, 82쪽의 [그림 2-4]에 설명하고 있는 수면 전문의의 진단을 받을 것을 권장합니다.

일하면서 수면 부채를
회복하는 '3가지 해결'

이 책의 강조점을 장점으로 삼아서 여러분이 해결해야 할 것은 크게 2가
지가 있습니다. 그것은 쌓이고 쌓인 수면 부채를 상환하는 것과 체내 시계를
조절하거나 세로토닌을 늘리거나 하여 수면의 질을 높이는 것입니다.

이러한 해결 요소와 더불어서 대처해 나갈 것이 있는데, 여기에서는 우선
수면 부채를 상환하는 방법에 대해 생각해 봅시다.

자신이 수면 부채를 얼마나 가지고 있는지에 대해 뮌헨 크로노 타입의 질
문지에 응답을 한 적이 있는 사람이라면 대략 파악할 수 있겠지만, 제가 평
소 이용하고 있는 82쪽의 '체크 시트'로 다시 검증해 보기로 하겠습니다. 체
크 1은 수면 부채가 쌓인 경우 특유의 증상을 확인해 보고, 체크 2가 수면 부
족이 발생한 경우에 일어나는 주된 증상입니다. 그런데 결과는 어땠습니까?

한창 일할 나이의 비즈니스맨이라면 어느 정도 수면 부채가 쌓여 있다고
해도 과언이 아닙니다.

[그림 2-4] 수면 부채 체크리스트

체크 1

☐ 휴일의 수면 시간이 평일보다 2시간 이상 길다.
(예 : 평일의 수면 시간이 5시간, 토·일요일은 7시간 30분 등)

체크 2

☐ 아침에 일어나는 것이 힘들고 상쾌한 느낌이 없다.

☐ 오전 중에 졸음을 느끼는 경우가 많다.

☐ 정신을 차려보면 전철이나 소파에서 선잠을 자고 있다.

☐ 언제 어디서나 잠을 자는 버릇이 있다.

☐ 잠을 잤는데도 피로가 남아 있다.

체크 1에 해당하면 수면 부채 확정

'졸음', '나른함', '초조함 등의 정신적 불안정' 증상이 쉽게 나타납니다.
체크 1에 해당되지 않아도 체크 2 중에 하나라도 해당하는 사람은
수면의 질이 나쁘거나 수면 시간이 충분하지 않을 가능성이 큽니다.

장시간 수면을 취하거나 혹은 쾌면법(快眠法)을 시도해도 위의
각 증상의 개선이 보이지 않을 경우에는 수면 무호흡증과 같은 수면장애
또는 신체 질환의 가능성도 있습니다. 일상생활에 지장이 있는 경우는
전문 의료기관에서 진료받는 것을 권장합니다.

▼ 수면 의료 전문의 리스트 (일본수면학회 홈페이지)
http://jssr.jp/data/list.html

가능하면 빨리 수면 부채를 상환하고 최고의 컨디션으로 최대의 신체 기능을 발휘할 수 있는 상태로 바꾸어야 합니다.

우선 먼저, 수면 부채는 1주일 단위로 체크합니다. 무엇보다도 누구나 수면 부채를 몇 주 안에 갚을 수 있다는 것은 아닙니다. 저도 예전에는 상당히 끔찍한 상황에 놓여 있었기 때문에 수면 부채를 상환하고 신체 상태가 완전한 상태로 복원되기까지는 1년 이상이 걸렸습니다. 그러나 다행히도 그랬던 제가 지금은 완전히 '최고의 상태'입니다. 따라서 당황할 필요는 없습니다.

앞으로 소개하는 3가지 방법을 시도해 나가면 몸과 마음의 컨디션이 좋다는 것을 확실히 느낄 수 있게 될 것입니다. 수면 전문가로서 그리고 실제로 실험을 통해서 효과를 본 한 사람의 경험자로 여러분에게 약속하겠습니다. 그러므로 실행 가능한 것부터 제대로 해나가도록 합시다.

① 평일은 평소보다 30분 일찍 잔다.

가장 무리가 없고 또한 자신에게 맞는 수면 시간에 접근하는 전략이 필요합니다. 항상 밤 12시에 잠자리에 들던 사람이라면 시간을 30분 당겨서 11시 30분에 잠자리에 들기로 합니다. 보고 싶은 TV 프로그램이 있어도 시청을 끊으시기 바랍니다(의지가 강한 사람은 멋진 사람입니다).

이러한 실천을 일주일 동안 계속하다 보면 수면 부채가 쌓인 사람은 특히 아무것도 느껴지지 않겠지만, 수면 부채가 별로 쌓이지 않은 사람은 컨디션이 조금 좋아질 것입니다. 어쨌든 1주차에 30분씩 일찍 자고 스스로에게 응원과 칭찬을 하면서 다음 주인 2주 차 또한 30분씩 일찍 자도록 합니다.

이렇게 30분씩 앞당겨서 담담하게 진행하고, 평일에도 매일 7~9시간의 수면 시간을 확보할 수 있도록 합니다. 그리고 앞으로 그러한 것을 계속 연이어 갑니다(실천 방법은 88쪽 참조).

7~9시간의 수면 시간 중에서 어느 쪽이 지금의 자신에게 맞는지는 시도해서 자신에게 가장 심신의 상쾌감을 느낄 수 있는 시간을 확보하는 수밖에 밖에 없습니다. 실천하기가 쉽지 않으면 우선 8시간을 목표로 하면 무난할 것입니다.

덧붙여서, 왜 30분을 일찍 자야 하는가 하면, 그것은 누구나 가장 무리 없이 잠이 들기 때문입니다. 신체의 리듬을 갑자기 크게 바꾸려고 하면 오히려 잠들기가 어려워지고 역효과가 유발됩니다(참고로 항상 잠자리에 들기 2~4시간 전을 '수면 금지 시간대'라고 합니다. 이것은 하루 중에서도 뇌파적으로도 가장 잠들기에 어려운 시간대입니다).

다만, 수면 부채가 쌓여 있는 경우는 별도의 방법을 써야 합니다. 만약 몇 시간 앞당겨서 실행에 옮길 수 있다면 좀 더 일찍 자도록 시도해 보기 바랍니다. 저도 그러한 방식으로 수면 부채 상환 속도를 조절해서 성과를 올렸습니다.

② 휴일의 늦잠은 평일 기상 시간 + 2시간까지

평일에 아침 6시에 일어나 있는 사람이라면, 휴일은 늦어도 8시에는 일어나야 합니다. 아무리 졸려도 일어나도록 실천해야 합니다. 이를 위한 노력은 반드시 '쾌면 체질'을 획득하고 '신체 기능이 좋은 인생'을 누릴 수밖에 없을 것입니다.

덧붙여서 비록 수면 부채가 쌓여 있지 않아도, 휴일에 2시간 이상 넘게 늦잠을 자는 것은 피하는 편이 좋을 것입니다. 제1장에서 소개한 적이 있는 '사회적 시차'를 일으키는 체내 시계에도 차질이 생길 수 있습니다. 체내 시계가 망가지면 잠을 잘 잘 수 없게 되어서 수면 부채가 쌓이게 됩니다.

또한, '잠자리에서 일어난다(get up)'고 하는 것은 '잠에서 깨어났다(wake

up)'고 하는 행동과는 다른 의미입니다. 잠에서 깨어났더라도 아직 침대에서 꾸물거리고 있으면 일어났다고 할 수는 없습니다(자세한 내용은 제3장에서 설명하겠습니다). 또한, 휴일 전날에도 휴일에도 가능하면 항상 같은 시간, 혹은 평소보다 일찍 침대로 향하시기 바랍니다.

중요한 것은 휴일을 특별 취급하지 않아야 한다는 것입니다. 일을 잊고 즐겁게 보내는 것은 소중한 휴식이지만, 수면에 대해서는 '예외'로 만들지 않는 것이 오히려 몸이 편안해지고 다음날 그리고 다음 주를 더 편하고, 더 높은 신체 기능을 가지고 일상을 보낼 수 있습니다.

③ 낮잠을 지혜롭게 활용한다

낮잠에 대해서는 제4장에서 상세하게 다루겠지만, 지혜롭게 활용하면 수면 부채를 상환하는 속도가 빨라집니다.

평일에는 낮 12시~오후 3시 사이에 15~20분, 55세 이상은 30분까지 낮잠을 자는 것도 필요합니다. 휴일에는 낮 12시 ~오후 3시 사이에 최대 1시간 반까지 자는 것도 좋습니다. 이 규칙을 지켜가면서 적극적으로 낮잠을 활용합시다. 물론 평일에는 무리하게 낮잠을 잘 필요는 없지만, 조금 피곤하다고 느낄 때 낮잠을 자면 뇌가 상쾌하고 머리가 개운해지며 오후의 신체 기능이 올라가는 데에 도움이 됩니다.

주말에 자는 낮잠은 수면 부채를 상환하기 위해서 중요하지만, 주의해야 할 것은 '1시간 반을 넘지 않는 것'입니다. 낮잠은 수면과는 다른 즐거움이 있기 때문에 오랫동안 잠에 빠져들어 버리기 십상입니다. 그러나 그로 인하여 모처럼 조절 중에 있는 체내 시계가 흐트러집니다. 시간을 지켜서 잠에서 눈을 뜨고 정해진 시간에 일어나기를 실천해 보시기 바랍니다.

이와 같은 ①~③의 방법을 모두 동시에 병행하기가 쉽지 않을 경우에는, 실천 가능한 것부터 시작해 보시기를 권장합니다. 또한, 어떤 날에는 아무래도 실행할 수 없는 날도 있을 것입니다. '오늘도 지난주보다 30분 일찍 자야지'라고 생각했었음에도 불구하고 돌발적인 상황이 생겨서 경우에 따라서 '2시간이나 늦어졌다'라고 하는 사정이 있을 수도 있습니다. 하지만 그렇다고 해서 절망하고 포기해 버리면 모처럼 실천하려고 했던 노력이 물거품으로 돌아가게 됩니다. 이럴 경우에는 지난주보다 30분 일찍 잠자리에 드는 날을, 그리고 또 이틀 늘려서 결산 결과를 보고 시간 수를 채워보시기 바랍니다. 어쨌든 묵묵히 담담하게 계속 실천해 나가면 좋은 결과가 나올 것이라고 확신합니다.

실천 목적은 규칙을 지키는 것에 있는 것이 아니라 수면 부채를 갚을 수 있는 조건을 형성하는 데 있습니다. 따라서 규칙을 지키지 못한 날에 게임 오버를 외쳐 버릴 것이 아니라, 자신을 달래고 다독거려서 어떻게든 계속해 나아가야 합니다. 말하자면 '살아가는 것'과 동일합니다. 방해 요소가 끼어들거나 기분이 내키지 않거나 하는 경우가 발생해도 흔들리지 않고 목표를 달성할 수 있는 자세가 능력 있는 어른의 증거라고 생각합니다.

수면 부채는 여러분이 스스로에게 부과한 것입니다. 갚지 않고 도망치는 것은 불가능합니다. 한시라도 빨리 수면 부채를 상환하고 경쾌하고 상쾌한 본래의 자기 자신으로 돌아가기 바랍니다.

'역산법'으로 수면 시간을 확보한다

  수면 부채를 갚기 위한 또 하나의 중요한 요소는 자신에게 주어진 시간을 파악하는 일입니다. 여러분이 지금까지 커다란 부채를 안고 있었다면, 원래의 생활 스타일에 문제가 있었다고 말할 수 있습니다. 그것을 반드시 재검토하지 않으면 또다시 빚의 지옥에 빠져 버립니다. 그래서 이 책의 88쪽에 있는 같은 24시간의 동그라미 그래프를 이용해서 여러분의 하루 생활을 검증해 보기로 하겠습니다. 중요한 것은 우선 먼저 일어나는 시간부터 역산해서 시간을 정하는 것입니다.

  자신에게 맞는 충분한 수면 시간을 확보한 후에, 그 나머지 시간에 일을 포함한 삶의 모든 것을 한다는 의식이 필요합니다.

  그러면 실제로 동그라미 그래프를 그려 넣을 때의 포인트를 알려드리겠습니다.(88쪽의 [그림 2-5]와 230쪽의 부록 참조).

[그림 2-5] 하루의 생활을 '원그래프'로 그려 본다.

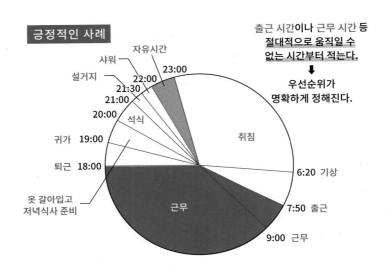

긍정적인 사례

출근 시간이나 근무 시간 등 절대적으로 움직일 수 없는 시간부터 적는다.

↓

우선순위가 명확하게 정해진다.

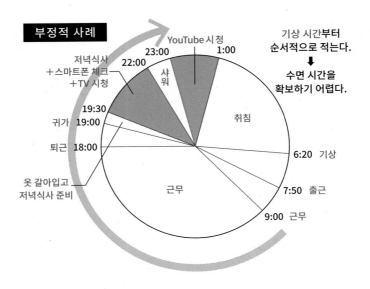

부정적 사례

기상 시간부터 순서적으로 적는다.

↓

수면 시간을 확보하기 어렵다.

우선 먼저 직장에 머물러 있는 시간과 절대적으로 필요한 출퇴근 시간을 기록합니다. 직장에 있는 시간은 어디까지나 정시 근무 중인 시간일 것입니다. 처음부터 잔업을 생각하고 있는 것은 언제까지나 효율적인 나날을 보낼 수는 없습니다. 그다음에 기상 시간을 써넣습니다. 또한, 수면 시간을 계산한 다음에 취침 시간을 적어 넣습니다.

수면 시간에 대해서 전문가들이 심신의 건강을 위해서는 7~9시간의 수면을 권장하는 것은 앞서 언급한 바와 같습니다. 만일 여러분이 8시간의 수면 시간이 필요하다고 한다면, 기상 시간부터 역산해서 그 8시간을 확보해 보기 바랍니다. 이제는 귀가한 후부터 취침하기까지의 시간이 나왔습니다.

식사 시간과 목욕 시간도 적습니다. 좋은 수면을 위해서는 이 두 가지 항목도 소홀히 해서는 안 됩니다. 저녁 식사는 가능하면 취침하기 2~3시간 전에 완료하도록 시간을 설정해야 합니다.

목욕은 반드시 매일 욕조에 몸을 담그고 미지근한(38~40℃) 물을 선호한다면 취침 1시간 전에, 41℃ 이상의 뜨거운 물을 좋아하는 사람은 취침 2~3시간 전에는 목욕을 마쳐야 합니다(자세한 내용은 178쪽을 참조).

그런데 이렇게 써 내려가다 보면 나머지 시간은 매우 적다는 점을 알 수 있습니다. 1시간 또는 많아야 2시간 정도일 것입니다.

그렇다면 유감스럽게도 여러분이 '하고 싶은 일' 가운데 모든 일은 도저히 다할 수 없습니다. 그러나 여러분은 자연스럽게 우선순위를 명확하게 정하게 될 것입니다. 예를 들면 스마트폰을 죽죽 살펴보는 등 우선순위가 낮은 행동은 종료하거나 그만둘 수 없는 경우에는 이동 시간에 한하여 스마트폰을 보거나, 혹은 주말에 한꺼번에 확인하는 등 대응할 방법을 생각해서 시간을 확보해야 합니다.

평소에 수면 부족에 놓여 있는 사람은 의외로 중요도가 낮은 것을 위해서 수면 시간을 희생하고 있는 경우가 많습니다.

참고로 88쪽의 [그림 2-5]의 위쪽에 있는 것은 저 자신의 평소 일과를 기록한 원그래프입니다.

방금 설명한 바와 같이, 우선 먼저 '근무 시간과 출퇴근 시간'을 씁니다. 참고로 쇼와니시카와(昭和西川) 회사의 업무 시작 시간은 아침 9시입니다. 출퇴근 시간에 50분(이 중 10분은 햇빛이 있는 쪽을 걸을 수 있는 공간을 확보하기 바랍니다. 111쪽 참조)이 소요되는 것과 20분 정도 전에 회사에 도착해서 업무를 시작할 준비를 해야 할 것이기 때문에 7시 50분에 집을 나설 필요가 있습니다. 그리고 회사 업무가 종료되는 시간은 오후 6시입니다. 퇴근해서 집으로 돌아오는 길에 저녁 식사 재료를 구매하여 집에 도착하는 시간은 오후 7시경입니다. 그런 다음에 '다음 날 아침 일어날 시간'을 머리에 떠올립니다.

이러한 상황에서 행복한 아침 식사(104쪽 참조)를 하고, 몸치장을 하는 데에 1시간 반 정도가 필요하므로 회사에 가기 위하여 집을 나서는 시간은 7시 50분이라고 한다면 그것을 역산해서 6시 20분에는 일어나도록 해야 합니다. 그리고 이제는 '취침 시간'을 기입합니다. 6시 20분에 일어나서 여러분이 7시간의 수면을 확보하려면 밤 11시 20분에는 잠자리에 들고 싶을 것입니다. 그렇게 되면 잠들기까지 20분을 고려하여 늦어도 밤 11시에는 취침 준비에 들어가야 합니다.

이 단계에서 더 이상 집에서 잘 때까지 겨우 4시간밖에 남아 있지 않습니다. 즉시 준비에 착수해서 저녁 식사를 마치고 설거지를 끝낼 때의 시간이 이미 저녁 9시 30분입니다. 그리고 목욕을 하면 10시입니다.

즉 목욕을 마친 밤 10시부터 잠을 자는 밤 11시까지 단 1시간 만이 여러분의 진정한 자유 시간에 해당됩니다.

아마 여러분과 저를 포함한 우리 모두가 다 비슷할 것입니다.

다만 잔업을 하게 되거나 아이를 재워야 하는 등 사람마다 차이는 있겠지만, 개인이 혼자서 자유롭게 사용할 수 있는 시간은 하루에 1시간이 있을까 말까 하는 정도입니다. 하지만 그렇다고 해서 '그러니까 수면 시간을 줄여서 하고 싶은 일을 하자'고 생각하고 시간 계획을 흐트러뜨리면 안 됩니다.

잠이 부족하면 그것이 원인이 되어서 깨어 있는 시간에 하게 되는 모든 일의 질은 저하되어서 압도적으로 성과가 떨어집니다. 결국은 업무 성과가 저하되어서 일찍 귀가도 하지 못하고, 또한 자신의 시간이 줄어든다는 마이너스 스파이럴에 놓이게 되어 역효과를 낼 뿐입니다.

게다가 장기적으로는 당뇨병이나 고혈압, 혈관 질환, 알츠하이머병 등 심각한 질병에 걸릴 위험이 높아집니다. 이 책의 27쪽에서 설명한 바와 같이 수명이 단축될 위험에 놓이기도 합니다. 그런 위험을 짊어지면서까지 여러분이 원하는 것은 무엇인지, 책의 뒷부분에 원그래프를 이용하여 심사숙고해 보기 바랍니다. 또한, 원그래프는 라이프 스타일의 변화에 따라 재작성하면서 사용하시기를 권장합니다.

COLUMN 2
수면을 생각하는 것은 인생을 생각하는 것

　우리들이 자유롭게 할 수 있는 시간은 생각보다 많지 않습니다. 하지만 그렇다고 해서 수면 시간을 줄이는 것은 현명하지 않습니다. 그러면 '그 짧은 수면 시간을 어떻게 충실히 활용할 것인지'를 생각해서 지혜롭게 효과를 높일 필요가 있습니다. 그리고 그러한 생각이 효율적이고 높은 성능과 효과를 내는 나날을 보내도록 해줄 것입니다.

　수면에 대해서 진지하게 생각하는 것은 '인생을 생각하는 그 자체'인 것입니다. 여러분이 혹시 지금까지 수면 시간을 줄여서까지 행해 왔던 일이 있다면 무엇이 있었는지 한 번 적어 봅시다. 그러면 그것이 얼마나 쓸데없는 일(죄송한 말씀이지만!)에 시간을 허비하고 있었는지를 알 수 있습니다.

　게임, 웹 서핑, 인스타그램에 보여 줄 사진 올리기, SNS에서 누군가에 '좋아요'를 눌러주거나 다른 사람의 '좋아요'를 애타게 기다리는 것……. 그러한 것들은 분명히 휴식을 취하면서 좋은 일을 만드는 일일지도 모릅니다. 하지만 그렇게 중요한 것일까요?

　물론 그러한 활동을 하셔도 좋습니다. 그러나 하루에 단지 1시간 정도의 귀중한 평일의 자기 시간을 할애할 만큼 중요한 것인지를 신중하게 생각해 보시기 바랍니다.

여러분이 진정으로 '하고 싶은 일'은 무엇입니까?

헬스 트레이닝, 영어 회화, 자격증 따기 위한 수험 공부, 취미 교실 등등 여러 가지가 있을 것입니다. 따라서 휴일에 재미있고 즐겁게 할 수 있는 일을 선택해서 그쪽으로 흥미와 취미를 붙이는 것이 좋을지도 모릅니다.

저의 경우는 인터넷 쇼핑과 정교한 요리를 하는 일은 '평일에는 하지 않겠다' 고 결정했습니다. 이 두 가지를 하고 있으면 재미있어서 점점 시간이 지나가 버리기 때문입니다. 그만큼 우리는 휴일에 모두 마음껏 즐길 수가 있습니다.

만약 '우선순위는 그다지 높지 않다'라고 생각되는 일이 있으면 휴일에 하기로 하거나, 휴일에도 이런 일은 하지 않겠다고 결단을 내리는 것도 하나의 방법입니다. 자신은 평일과 휴일에 각각 얼마나 많은 시간을 가지고 있는가? 이런 것을 충분히 파악하지 않은 채 막연히 나날을 보내는 것은 이제 그만두어야 합니다.

수면을 개선하는 결단을 내린 것을 계기 삼아서 오로지 자기 자신만의 시간(즉 자신의 소중한 인생)을 주도적으로 보내는 것이 좋겠다고 생각합니다.

제3장

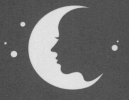

**'아침을 맞이하는 방법'에 따라
아침의 효율이 크게 증대한다**

1

수면의 질은
'그날 아침'에 정해진다

여러분이 살아가는 그날그날의 잠을 잘 잘 수 있는지 여부는 아침 단계에서 이미 정해집니다. 취침 시간에 임박하여 여러 가지 생각을 하는 것은 나쁘지는 않지만, 그것만으로는 '때는 이미 늦었다'고 할 수 있습니다.

그 이유는 크게 두 가지입니다. 하나는, 체내 시계를 아침에 재설정해 두어야 합니다. 늦어도 오전 10시 무렵까지는 햇빛을 망막으로 느끼기 위해 뇌에 있는 기본적인 모(母) 시계를 조절해 두어야 합니다.

그렇기 때문에 잠에서 깨어나면 곧바로 일어나서 집안의 커튼을 열고 햇볕을 쪼이기 바랍니다. 가능하면 창문을 열어서 유리창을 통과하는 햇빛이 아니라, 햇빛이 직접 망막에 와닿도록 해야 합니다(물론 햇빛을 직접 바라보는 것은 위험하므로 조심해야 합니다).

아침 6시쯤 일어나는 사람이라면, 겨울에는 해가 짧으니까 '아직 어두어서 햇빛이 느껴지지 않는다'고 생각하는 경우도 있을 것입니다. 그런 경우에도 커튼을 열어 두고 태양이 올라올 즈음에 햇볕을 쪼이기 바랍니다. 비록 비오는 날이나 흐린 날에도 맑은 날에 비해서 하늘 표정이 다르기는 하지만 아침에 햇살을 보고 있는 것만으로도 유익합니다. 따라서 '일어나는 즉시 창문의 커튼을 활짝 열어 둔다'고 하는 행동을 아침 습관으로 길들여두면 좋습니다.

또 아침 시간은 세로토닌을 증가시키는 시간이기도 합니다. 햇살이 망막에 통과하는 순간부터 세로토닌이 분비되기 시작합니다. 제1장에서도 언급한 바와 같이 세로토닌은 저녁이 되면 수면호르몬인 멜라토닌으로 바뀌게 됩니다.

또한, 제1장에서 세로토닌은 '행복 호르몬'이라고 소개한 바와 같이 도파민과 노르아드레날린 등 공격 가능성이 높은 호르몬의 과잉 분비를 억제하고 좌절과 불안을 제거하고 즐겁고 온화한 분위기를 만들어 줍니다.

세로토닌은 해질 무렵부터 분비되는데, 아침에 햇살을 제대로 받아서 세로토닌을 많이 방출해 두면 밤에 양질의 수면을 취할 수 있을 뿐만 아니라, 그날 하루를 최고의 컨디션으로 보낼 수 있습니다.

자신의 두뇌에 얼마나 세로토닌이 분비되어 있는지는 직장인에게 매우 중요한 문제이므로 무관심해서는 안 됩니다.

또한, 조금이라도 더 효율적으로 세로토닌을 분비하게 하려면 가급적이면 아침에 햇볕을 쬐는 것이 중요합니다.

시간의 기준은 1회당 5~30분 정도입니다. 무더운 한여름이라면 5분이면 충분하겠지만, 햇볕이 약한 계절이라면 30분간 쬐는 것을 목표로 해야 합니다.

'가뜩이나 바쁜데 아침에 30분 정도 시간까지 일광욕을 할 수 없다'고 생각하는 사람은 뒤에서 설명하는 방법(111쪽을 참조)을 기준으로 시도하기 바랍니다. 아침 출퇴근 시간을 이용하면 충분하므로 크게 부담을 주지 않을 것입니다.

2

'햇빛 부족'은 잠을
망가뜨린다

지금까지 여러 차례 말해 온 것처럼 편안한 수면을 취하기 위해서는 체내 시계를 조절하는 동시에 세로토닌을 많이 분비시키는 것이 필요합니다. 그렇게 하기 위해서는 아침에 햇살을 듬뿍 받으면 좋습니다.

그러나 좀처럼 현대인은 햇빛을 쬐지 않고 있습니다. 오히려 햇볕을 싫어하며 햇볕을 쬐이지 않으려고 노력하고 있습니다.

지금부터 40년 전, 남극에서 오존층에 구멍이 뚫렸다는 것이 발견되어 자외선을 쬐면 인체에 해롭다고 하는 이야기가 퍼졌던 것이 발단이었는지도 모릅니다. 분명히 지나치게 강한 햇볕을 장시간 쬐는 것은 피부암을 유발하고 기미를 늘리는 등 피부에 노화를 촉진시킵니다. 그러나 햇빛은 건강을 유지하기 위해 필요한 필수 비타민 D(152쪽 참조)를 만들어 내는 등 인체의 건강에 없어서는 안 되는 면도 사실입니다.

인류는 일찍부터 유일하게 태양의 햇살을 조명으로 생활해 왔습니다. 아침에 해가 뜨면 그것을 신호로 잠에서 일어나 낮에는 사냥과 채집을 하기 위해 밖으로 나갔으며(농경 문명이 시작되고 나서는 논밭으로 나갔고), 저녁 시간이 되어 해가 지면 집으로 돌아왔습니다. 어두워진 이후 저녁 행동은 기껏해야 달빛과 횃불에 의존했습니다. 그러다가 점점 문명이 발달해 오면서 초롱과 램프를 이용하기 시작했습니다. 인간의 신체는 그런 환경에서 하루를 보내게 되었습니다. 그런데 에디슨이 백열전구를 발명하면서부터 상황이 완전히 바뀌어 돈만 주면 야간에도 주간과 동일한 조건으로 인위적으로 일상생활을 밝은 불빛 아래서 살아갈 수 있었습니다. 에디슨이 살았던 시대는 먼 옛날처럼 느껴지지만 인류의 긴 역사를 생각하면 최근의 일입니다.

'24시간 밝은 조명'으로 환경이 바뀌어 편리해진 반면, 여러 가지 측면에서 곤란한 상황이 발생했습니다. 많은 현대인이 조명은 '나는 햇볕을 충분히 받고 있다'고 착각해 버린 것입니다. 하지만 현대인인 우리가 충분히 받아왔던 것은 '조명'이지 '햇빛'이 아닙니다. 아이러니하게도 '햇빛을 차단당하고 있는' 현대인의 대부분이 심각한 햇빛 부족으로 인해 잠을 이루지 못하고 건강도 해치고 있습니다. 또한, PC나 스마트폰의 등장으로 '블루 라이트'라고 하는 화면을 보게 되는 상황에 이르게 되었습니다.

인간이 이렇게 편리한 생활을 추구한 결과, 낮과 밤이라는 분명한 듀플렉스 상태에 놓여 있어야만 정상을 유지할 수 있었던 우리의 체내 시계는 완전히 망가져 버렸습니다. 특히 블루라이트의 보급이 체내 시계에 미치는 영향은 심각합니다. 그러나 지금까지의 생활을 갑자기 180도 바꾸는 것은 현실적이지 않습니다. 따라서 '아침 8시나 저녁 8시나 같은 조명 아래에서 밝은 상태에 놓여 있는 것은 예사로운 일이 아니다'라고 인지하는 것만으로도 인간이 유리한 상태에 있지 않다는 것을 알 수 있습니다. 평소 그런 환경에서 일하고 있기 때문에 의식적으로 인체 내에서 낮과 밤의 듀플렉스 상황을 만들어 낼 필요가 있습니다. 그리고 그 시작은 아침 햇살을 받는 순간부터입니다.

'아침에 잠에서 깨면 창가로 직행'하는 것을 매일 아침 습관으로 한다

체내 시계를 올바르게 재설정하기 위해서는 매일매일 정해진 시간에 일어나는 것이 이상적인 방법입니다. 취침 시간이 다른 것보다도 기상 시간이 들쑥날쑥한 것이 체내 시계를 훨씬 더 망가뜨리게 합니다.

휴일에 늦잠을 자는 시간대도 평일 기상 시간의 2시간을 초과해서는 안됩니다. 아무리 졸린다고 해도 낮 12시~오후 3시 무렵에 낮잠을 즐기고 일어나되 최대 1시간 30분을 초과해서는 안 됩니다.

여기에서 '일어난다'고 하는 것이 어떤 것인지를 정의해 두기로 하겠습니다.

제가 이 책에서 '일어난다(get up)'라고 말할 때, 이것은 글자 그대로 '잠자리에서 일어난다(stand up)'고 하는 것입니다. 깨어 있는 상태, 즉 누운 상태로 잠에서 깨어난 누운 상태와는 다릅니다.

아무리 잠에서 깨어 있는 상태일지라도 그대로 침대에서 뒹굴고 있으면 뇌는 '아직 자고 있다'고 착각해 버립니다. 그래서 눈을 떴다면 곧바로 자리에서 일어나 침대에서 나와 버려야 합니다. 그리고 커튼을 열고 피부로 햇빛을 느껴보기 바랍니다.

특별히 권해드릴 수 있는 사항은 아니지만, 침대에서 스마트폰을 보는 것은 절제하시기 바랍니다. 아침에 눈을 뜨면 침대에 누운 채, 제일 먼저 머리맡에 둔 스마트폰을 손에 쥐고 보는 사람도 있을 것입니다. 그리고 그날의 일정과 이메일을 재빠르게 확인하고 머릿속으로 그날의 활동 스케줄을 확인하거나 다양한 정보를 검색하는 사람도 있을 것입니다. 이런 행동으로 하루를 시작하면 귀중한 아침 시간을 빈둥빈둥 보내게 되어 효율적인 하루를 보낼 수 없게 될지도 모릅니다.

제3장

또 한 가지 큰 문제는, 인간의 뇌는 이런 행동을 하게 되면 '침대의 역할'을 혼돈하게 되어 잘못 착각해 버린다는 것입니다.

원래 침대는 '잠자는 장소'여야 하는데, '여러 가지 생각을 하거나 활동하는 곳'이라고 뇌에 입력되어 버리기 때문에 밤에 잠들기 어려울 것입니다. 조금 심한 말씀 같지만, 침실에 스마트폰이 들어오지 않도록 해야 합니다(제5장의 칼럼에서 자세히 설명하겠습니다). 그리고 아침에 눈을 뜨면 침대에서 일어나 창가로 직행하는 것이 가장 좋습니다. 이러한 행동의 흐름을 제대로 습관 들이도록 하기 바랍니다.

또한, 아침에 자는 두 번째의 잠은 깊은 잠이 들어 버리기 때문에 기상 시에 머리가 멍하고 몸이 나른해지기 쉽습니다. 수면 시의 체온과 기상 시의 체온에도 영향을 주어서 수면의 리듬을 무너뜨리는 원인이 되기도 합니다. 이것이 원인이 되어서 아침을 좋지 않은 상태로 시작하게 됩니다. 만일 잠이 부족하여 졸린다고 할지라도 아침에는 확실하게 일어나서 활동하고 그 대신 낮잠(135쪽 참조)을 자는 것이 좋습니다.

4

'아침 식사'가 하루의
성과를 좌우한다

체내 시계를 지구 시간에 맞추는 것이 생명력을 높이는 첫걸음입니다. 그렇기 때문에 아침에 일어나면 먼저 햇빛을 망막에 넣어 모(母) 시계를 재설정합니다. 이와 더불어서 중요한 것은 아침 식사를 거르지 않는 것입니다. 아침 식사를 함으로써 자(子) 시계를 재설정할 수 있습니다. 모 시계와 자 시계가 조화롭지 않으면 몸은 최고의 상태가 될 수 없습니다. 즉 아침 식사를 거르면 '왠지 나른하다'거나 '컨디션이 좋지 않다'는 상태를 면할 수 없게 될 것입니다.

이러한 의미에서도 아침 식사는 하루의 활력소이기 때문에 반드시 섭취해야 합니다. 아침 식사를 할 시간이 없다면, 그것은 원래의 일정이 잘못되었기 때문입니다. 88쪽으로 되돌아가서 다시 한번 일정을 조절하기 바랍니다. 아침을 거르고 좌충우돌하면서 출근하는 것은 작업의 성과를 올리지 못할 뿐만 아니라 아무런 경황도 없습니다.

또한, 아침 식사를 거르고 점심 식사를 하면 혈당이 급상승합니다. 그 결과 졸음과 나른함이 겹치게 되어 오후의 성능을 크게 떨어뜨립니다. 즉 아침 식사를 소홀히 하면 온종일 따분한 상황에 놓이게 됩니다. 우리는 어린 시절부터 '세 끼를 제대로 먹어야 한다' 그리고 '규칙적으로 먹어야 한다'라는 말을 들으면서 자랐습니다. 이것은 영양만의 문제가 아니라 식사가 체내 시계를 갖추게 하는 데에 크게 기여하고 있기 때문입니다.

특히 해외여행을 가는 경우에 실감할 수 있습니다. 시차가 큰 나라에 가기 위해서 긴 시간 비행기를 타게 되면 기내식을 몇 차례 제공받게 됩니다. 그 기내식을 주는 대로 먹을 것이 아니라, 현지 도착 시간을 계산하고 그에 맞게 조정하여 섭취하도록 하면 시차 부담이 줄어듭니다. 이와는 반대로 기내식이 나오는 대로 먹으면 인체에서 느끼는 것은 '도대체 지금 몇 시인지' 모르게 되어 버립니다.

아침 식사를 하는 시간 여하에 따라 신체가 느끼는 시간도 제각각 달라서 거리적 시차와 같은 식사에 의한 시차감이 신체 내에서도 일어납니다.

자기 신체에 '아침 시간이다'라고 제대로 매일 아침 같은 시간에 전달해서 모 시계와 자 시계 모두가 오케스트라처럼 밸런스가 맞는 사람과 각각의 시계가 제각각 움직여서 밸런스가 맞지 않는 사람과는 컨디션이나 신체 기능 면에서 차이가 나는 것은 당연한 일입니다.

5

바쁜 아침에도 간단한 요리로 영양을 섭취하는 '시간 단축 메뉴'

식사 내용에 대해서는 아침, 점심, 저녁 등의 식사에 다음의 세 가지를 염두하시기 바랍니다.

① 단백질을 제대로 섭취한다(자세한 내용은 150쪽 참조).
② 균형 있는 영양 섭취에 유의한다.
③ ①과 ②가 가급적이면 시간을 단축할 수 있는 메뉴를 택한다.

세로토닌은 단백질에 많이 들어 있는 필수아미노산인 트립토판, 비타민 B6, 탄수화물 등 세 가지 영양소가 갖추어질 수 있도록 만들어집니다(105쪽의 [그림 3-1] 참조). 이 세 가지 영양소가 갖추어진 상태에서 햇빛을 쬐거나 산책을 하는 등의 리듬 운동을 하면 세로토닌이 만들어지고, 밤이 되면 그것이 멜라토닌으로 바뀌어 수면의 질이 향상됩니다. 따라서 단백질이 많이 포함된 고기나 생선, 비타민이 함유된 채소류를 균형 있게 섭취해야 합니다.

[그림 3-1] 세로토닌을 만들기 위한 식품

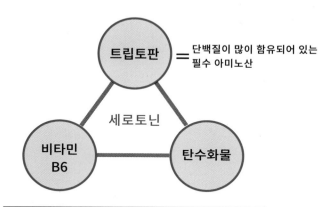

제3장

각각의 영양소가 많이 함유되어 있는 식품

트립토판

대두식품(된장, 두부, 낫토 등)
유제품(우유, 요구르트, 버터, 치즈 등)
참깨, 견과류, 달걀, 육류, 생선

비타민 B6

생선 (참치, 연어 등)
간, 돼지고기, 마늘, 생강

탄수화물

쌀, 빵, 국수, 감자, 과일

이 음식들을 균형 있게 섭취하는 것이 중요!

일상생활이 바쁜 직장인이지만 이러한 영양을 섭취하는 것이 어려운 일은 아닙니다. 그래서 '시간 단축 메뉴'라고 하는 것입니다(107쪽 [그림 3-2] 참조).

특히 아침 시간은 출근 준비를 위해 여러 면에서 시간을 단축하는 것이 중요합니다. 예를 들면 채소가 많이 들어간 된장국, 고기와 생선, 달걀 등 단백질을 함유한 요리와 쌀밥이 있으면 충분합니다. 백미보다는 현미가 더 좋습니다. 현미는 비타민과 미네랄이 풍부하게 포함되어 있어서 이것만으로도 탄수화물과 비타민 B6를 충분히 섭취할 수 있습니다.

요즘의 밥솥은 사용하기 매우 좋아서 현미도 백미처럼 쉽게 밥을 지을 수가 있습니다. 내가 애용하고 있는 밥솥으로 효소 현미 밥을 지으면, 밥이 된 상태에서 발효를 계속하게 되어 사흘 정도 밥솥에 들어도 맛있게 먹을 수 있습니다.

빵, 파스타 등의 경우에는, 배아(눈)가 붙어 보리로도 비타민 B6의 섭취가 가능합니다. 또한, 저는 미리 된장국물을 만들어 둡니다. 된장과 다시마, 가다랑어포 등을 섞은 것으로써, 휴일에 한꺼번에 만들어 두면 뜨거운 물을 부어주기만 하면 맛있는 된장국이 완성됩니다. 된장은 중요한 단백질원으로써 트립토판도 포함되어 있습니다. 또 김과 참깨, 마른 미역 등 건어물류를 주된 식재료로 쓰고 있으며, 냉장고에 낫토, 매실, 소금절인 다시마, 조림 등도 저장해 놓고 있습니다. 이러한 것들이 갖추어져 있으면 요리 시간을 단축하는 데 도움을 주고, 또한 맛과 영양 면에서 모두 훌륭한 아침식사를 즐길 수 있습니다.

[그림 3-2] 요리 시간 단축 아침식사 메뉴 추천

제3장

아침식사를 먹는
습관이 없는 사람은
이것부터 시작한다!

1단계

바나나

(1개로 세로토닌을 만드는 재료가 되는 트립토핀, 비타민 B6, 탄수화물을
섭취할 수 있다!)

2단계

여기에 자신이 좋아하는 것
(나토, 매실장아찌, 멸치
등)을 추가하면 좋다.

[전통식]

밥※＋

참깨, 김, 가쓰오부시 ― ①

[양식]

빵※＋

버터 또는 치즈 ― ②

3단계

3단계까지 실천할 수
있으면 영양을
듬뿍 섭취할 수 있다.

주말에는 햄과 달걀
후라이 삶은 달걀을
추가하면 좋다.

① 된장국
(다량의 채소 + 육류 또는 생선)

② ＋스프

요리 시간을 단축하고 영양가를 높이는 비법

※ 밥은 '현미' 또는 '깎은 쌀', 빵은 눈이 붙은 맥아보리와 통밀로
요리하면 비타민 B6도 동시에 섭취된다.

※ ①에서 밥에 곁들이는 김은 잘게 썰은 말린 김을 선택하면 먹을
때 식사시간이 단축되므로 적극 추천한다.

나는 철저하게 시간을 단축시키며 생활하는 편입니다. 예를 들면 김도 그대로 밥에 뿌릴 수 있도록 잘게 부순 김을 애용하고 있습니다. 보통 구운 김을 밥에다 먹으려면 한 장씩 밥에 얹어서 그것을 젓가락으로 감싸는 시간이 걸리기 때문에 미리 준비해 둡니다. 잘게 부순 김을 인근에서 구매할 수 없는 경우, 다진 김, 뜯어 놓은 김, 빻은 김 등 작게 잘라져 있는 것이면 무엇이든 식사에 곁들이면 좋다고 생각합니다.

무엇보다도 중요한 것은 지속적인 습관입니다. 특히 독신인 경우 자신만을 위해 아침 식사를 준비하는 것을 번거로움으로 생각하기 쉽습니다. 그러나 미리 재료를 갖추어 놓으면 편리합니다. 그리고 전날 밤부터 준비해 두는 등 조금이라도 번거로운 일을 제거해 내는 궁리를 하면 매우 수월합니다.

그럼에도 불구하고 지금까지 계속 식사를 하지 않았던 분들에게 갑자기 식사 방식을 개선하는 것은 어려운 일일지도 모릅니다. 그럴 때에는 바나나 한 개부터 시작해도 좋을 것입니다. 바나나는 그 자체만으로도 트립토판, 비타민 B6, 탄수화물의 모든 것이 들어 있는 식품입니다. 또한, 아침부터 식욕이 나지 않는다고 하는 분은 전날 저녁 식사의 양이 많았거나 늦은 시간에 식사를 했기 때문일 수도 있습니다. 이로 인해서 수면의 질도 저하될 수 있으므로 그 전날의 저녁 식사부터 개선할 필요가 있습니다.

6

아침 식사는 '일광욕을 할 수 있는 장소'에서 하는 것이 최고

신체에 아침 햇볕을 효율적으로 쬐기 위해서 아침 식사 시간은 매우 소중합니다. 아침을 먹으면서 일광욕을 할 수 있도록 아침 식사 장소를 검토해 두면 좋습니다.

여러분의 집에서 아침 햇살이 가장 잘 들어오는 위치를 찾아내어 그쪽의 창문에 식탁을 옮길 수 있는 정도의 위치에 식탁을 이동시키고 가능하면 창문을 열고서 거기서 편안하게 아침 식사를 하면 가장 좋습니다. 이 '나긋나긋한' 감각이 매우 중요합니다. '기분이 좋다'고 느끼며, 가능하면 30분 정도 천천히 식사를 하시기 바랍니다. 이 시간이 체내 시계의 재설정을 확실하게 해 줄 뿐만 아니라, 여러분의 마음에도 엄청난 여유를 만들어 줄 것입니다.

온실에 있을 때와 같은 부드러운 온기를 얻을 수 있는 자리가 최고로 좋습니다. 햇볕이 너무 강해서 눈부시다면 레이스 커튼을 다는 등 다양한 궁리를 하는 것도 좋습니다.

참고로 저의 경우에는, 이전에 식탁에서 아침 식사를 해 왔었는데, 20럭스의 햇살밖에 들어오지 않았기 때문에 동쪽 창문 옆에 작은 테이블과 의자를 배치하고 아침을 먹었습니다. 그렇게 하니까 창문을 닫은 상태에서도 햇볕은 400럭스까지 올라갔으며, 밝고 차분하고 따뜻하고 또 아침부터 엄청나게 행복한 기분으로 보낼 수 있게 되었습니다. 실내 조도계(럭스 측정기)를 사용해서 럭스를 추정할 수 있는데 3,000엔 정도의 가격으로 구매할 수 있습니다.

이번 휴일에 시간을 갖고 이곳저곳에 테이블을 이동하면서 기분 좋은 아침 햇살을 쬘 수 있는 장소를 찾아보는 것은 어떨까요? 집에 베란다가 있는 분은 베란다에서 아침 식사를 섭취하면 세로토닌 분비도 확실히 늘어나므로 일석이조입니다.

7

'통근 시간'은 세로토닌을
분비시키는 절호의 기회

지금까지 햇볕을 받는 것으로 세로토닌의 분비가 촉진되는 것을 설명했습니다. 여러분은 아침 출근 시간에 햇볕을 많이 받고 있습니까?

여기에서 전형적인 비즈니스맨 한 사람을 일례로 들어서 검증해 보기로 하겠습니다. A 대리라고 표현하겠습니다. A 대리는 도심에서 1시간 정도의 통근 시간이 소요되는 도쿄 인근 지역의 아파트에 살고 있습니다. 매일 아침 6시에 일어나 화장실에서 용변을 마치면 샤워를 하고 잠이 덜 깬 눈으로 퀭한 상태로 하루의 일과를 시작합니다. 그 후 몸치장을 하고 나서 식탁에서 빵과 우유 정도로 간단한 아침 식사를 때우고 부인이 운전하는 차로 인근 전철역에 도착하면 거기에서부터는 JR과 지하철을 갈아타고 도착역 출구에서 가장 가까운 곳에 있는 사무실에 도착합니다.

A 대리는 그 회사의 인사관리부에 근무하기 때문에 외출할 기회가 거의 없으며, 점심 식사도 부인이 만들어 준 도시락을 먹기 때문에 기본적으로 사무실에서 하루 일과를 보내고 퇴근 시간이 되면 출근했던 길의 반대 방향으로 되돌아가 집에 도착합니다.

그러면 A 대리는 하루 동안에 어느 정도 햇볕을 받고 있었던 것일까요? 이에 대한 대답은 거의 제로입니다. 이것만으로는 세로토닌이 부족하다는 것은 분명하지만, 온종일 조명이 비춰 주는 밝은 환경에서 시간을 보내고 있기 때문에 전혀 위기감을 가지지 못하고 있었던 것입니다.

A 대리를 반면교사의 예로 들어서 출퇴근 이동 방식을 다시 한번 살펴보기로 하겠습니다. 즉 아침 햇살을 많이 받을 가능성을 고려해서 출퇴근 시간을 궁리할 필요가 있는 요소가 많이 있습니다. 한여름의 무더울 때를 제외하고 기본적으로 통근 시간에는 밖을 걸을 기회가 없을 때에는 햇빛이 닿는 곳을 선택해서 걸어야 합니다(113쪽의 [그림 3-3] 참조). 길 양쪽에 보도가 똑같이 놓여 있는 경우 신호를 기다리는 번거로움이 있겠지만 햇볕이 비추는 쪽에 서 있고 햇볕이 비추는 길을 걸으면 효과가 있습니다.

또한, 전철 안에서도 가급적이면 빛이 들어오는 창가에 서 있으면 효과적입니다. 이러한 일상생활을 꾸준히 하면 커다란 효과를 유발시키게 됩니다.

저는 계절이나 그날그날의 구름의 움직임에 의해 햇빛의 위치가 바뀌는 것을 감안해서 가장 밝은 쪽을 찾아 골라서 거리를 걷고 있습니다. 또 돌아가는 길도 감안해서 10~15분 일찍 집을 나와 출근을 하고 있습니다. 회사로 향하는 길은 하나가 아닙니다. 최단 거리로 갈 필요도 없습니다. 발상을 전환하고 여러 군데의 출근길을 개척하면 그만큼 유리합니다.

[그림 3-3] 출·퇴근 시간에 햇볕을 받는 방법

제3장

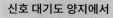

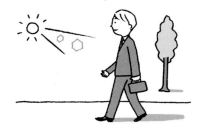
가능하면 양지쪽을 걷는다.

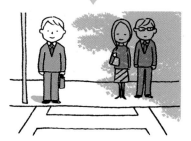
신호 대기도 양지에서

아침 출근 시간을 이용해서 햇빛을 받으면
세라토닌이 효율적으로 분비된다.

수면의 질이 높아진다!

햇빛을 받아서 기분이 좋아지는 것을 몸으로 느끼기 위해……

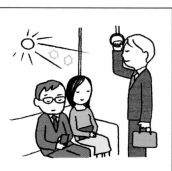
대중교통 안에서도
햇빛이 비치는 쪽에
서 있는다.(앉는다.)

인공조명에 익숙한 현대인은 태양이 인체에 안겨 주는 유용하고 포근한 기분에 둔감합니다. 처음에는 '이런 사소한 효과로 과연 유용하며 좋을까' 하는 의구심과 함께 불안할지도 모릅니다. 그러나 햇살을 받으면 매우 기분이 좋아지기 때문에 반복적으로 습관을 들여서 실행하다 보면 점점 "아,이런 효과가 있었구나!" 하고 알아차리게 됩니다.

또한, '행복감'이라는 느낌으로 말한다면, 등 쪽으로 햇볕을 받았을 때 뒷목 쪽이나 목 아래가 온화하고 따뜻해지는 순간이 있습니다. 밖을 걸어갈 때 이런 상황을 접했을 경우에는 가드레일에 앉는 듯한 동작으로 스마트폰을 조작하는 것도 좋기 때문에 잠시 그 자리에서 계속 태양으로부터 에너지를 눈동자와 몸으로 마음껏 흡수합니다. 그것만으로도 왠지 행복한 기분이 들고 효과가 있습니다. 출근길에 이런 상황이 이어지면 세로토닌이 많이 나올 뿐만 아니라 그날의 업무가 잘 이루어질 수 있습니다. 또한, 햇볕을 받으면서 자연스럽게 '태양은 참으로 대단하다'라고 생각하게 되면 햇볕과도 매우 친숙해지고 인체를 조절하는 비법을 획득한 증거이기도 합니다.

또한, 통근 시간에는 햇볕을 받는 것 이외에도 껌을 씹거나 익혀 둔 호흡법으로 호흡을 병행하면 이중의 효과를 거둘 수가 있습니다. 이에 대한 설명은 다음 절에서 자세하게 하겠습니다.

'5분 껌을 씹는 것'만으로도 세로토닌 효과를 얻을 수 있다

지금까지 설명한 바와 같이 세로토닌은 햇빛을 받고, 리듬감 있는 전신운동, 예를 들면 걷기 운동을 할 때부터 분비됩니다. 세로토닌이 분비되도록 하기 위해서는 그 전제 조건으로 식사할 때에 트립토판, 비타민 B6, 탄수화물을 섭취해 줄 필요가 있습니다(105쪽 참조).

이 외에도 세로토닌이 분비되는 방법으로 '껌을 씹는 것'을 예로 들 수 있습니다. 일본에서는 아직은 별로 알려져 있지 않지만, 껌을 씹는 것은 '저작(씹는다)'이라는 리듬 운동이 되기 때문에 세로토닌이 분비되는 것입니다. 출퇴근 시간대에는 적극적으로 껌을 씹도록 하시기 바랍니다.

껌의 종류는 민트계의 상쾌한 맛을 내는 것을 선택하면 에티켓 효과도 있을 것입니다. 반복적으로 깨무는 '저작(씹는다)'이라는 신체 동작을 통해서 입에서 세로토닌이 분비됨으로써 압력이나 부정적인 감정을 제거하거나 집중력을 기르는 것을 자각할 수 있습니다. 미국 메이저리그 선수들이 벤치에서 자주 껌을 씹고 이유는 바로 그 때문입니다.

또한, 세로토닌 연구의 일인자인 뇌 과학자 아리타 히데호(有田秀穗) 선생의 실험에 따르면 껌을 씹기 시작해서 5분부터 세로토닌이 나온다고 합니다. 그리고 30분 지나면 혈중 세로토닌 농도가 20% 증가한다고 합니다.

이런 효과를 감안하면 당연히 20~30분은 껌을 계속 씹고 싶을 것입니다. 껌을 씹는 동안에 씹는 느낌이 별로 나지 않는다고 생각되면 새로이 궁리할 필요가 있습니다.

저는 조금이라도 오래 씹기 위해서 입자로 된 껌이라면 2~3개를 한꺼번에 입에 넣고 씹고 있습니다. 그리고 껌이 작아지면 더 추가해서 씹습니다. 통근 시간, 휴식 시간 등을 이용하여 껌을 씹으면 마음이 안정되고 이후의 작업도 진척도를 높일 수가 있습니다.

또한, 껌을 씹는 것이 자칫 품행이 나쁜 것으로 오해받을 수 있으므로 매너를 지킬 경우에는 유의해야 합니다. 씹는 방법으로는 어금니 안쪽에서 천천히 깨물면 소리도 나지 않고, 어른스럽고 지적인 표정을 지을 수도 있을 것입니다. 턱을 크게 움직여서 입을 크게 열었다 닫았다 하는 상태로 질겅질겅 씹으면 주위에 불쾌감을 주게 되므로 주의하시기 바랍니다.

세로토닌은 밤이 되면 숙면을 부르는 '멜라토닌'으로 바뀝니다. 양질의 수면을 위해서라도 하루 동안 세로토닌을 만들 수 있을 때 자주자주 만들어 둡시다.

9

'호흡'을 바꾸면 자력으로 세로토닌을 만들어 낼 수 있다

껌을 씹는 것만큼 쉽게 할 수 세로토닌 분비 방법으로는 '호흡'이 있습니다.

호흡법은 지금까지 각 분야에서 연구가 이루어지고 다양하게 소개되어 왔습니다. 누구든지 일리가 있다고 생각되는데, 수면의 질을 높이거나 직장에서 업무의 성능을 향상시키기 위해 제가 가장 신뢰하는 것이 '3호 1흡법 (3呼 1吸法)'입니다.

'3호 1흡법(3呼 1吸法)'은 후지타 레이사이(藤田霊斎) 스님이 체계화한 심신 단련법인 '조화도(調和道)'를 계승한 의사 무라키 히로마사(村木弘昌) 선생이 고안한 호흡법입니다. 보통 우리는 횡격막을 움직이는 호흡을 실시하고 있는데, '3호 1흡법'은 복식호흡입니다. 즉 복근을 움직이는 호흡으로 '리듬 운동'이 되기 때문에 세로토닌이 분비된다는 것입니다.

호흡하는 방식은 이름 그대로 '3번 내쉬고 1번 들이키는'(코에서 짧게 순발력으로 '훗훗' 하며 2회 내쉬고, 3회 째에 '푸……' 하고 숨을 내쉬며, 코로 크게 한 번 들이마심) 식으로 반복합니다(119쪽 [그림 3-4] 참조).

내쉴 때에는 배(단전)의 둘레를 조금 움푹 들어가게 합니다. 그러나 너무 무리한 힘을 가하지 않는 것이 좋습니다. 어디까지나 '기분 좋은' 감각을 소중히 해야 합니다. 단전을 움푹 들어가게 하고 '홋홋후……' 하고 3회 내쉬면 대부분 이미 숨이 체내에 남아 있지 않은 상태입니다. 그 반동으로 크게 숨을 빨아 결과적으로 많은 산소가 가져올 수 있습니다.

또한, 호흡마다 횡격막이 위아래로 오르내리고 정맥의 혈액(몸 전체 혈액의 약 70%를 차지)을 심장에 힘차게 되돌려주기 때문에 혈액순환이 좋아집니다. 많은 산소를 인체에 들이켜서 혈액순환이 좋아지면 그만큼 영양소가 체내에 돌아가고, 탄산가스 등의 노폐물 배출 동작으로 이어집니다. 그런데 배에 힘을 가하면 모세혈관이 수축되어 오히려 혈액순환이 저해되므로 적당하게 하는 것이 중요합니다.

이와 같이 단전에 힘이 들어가는 복식호흡을 반복하는 것은 좌선과 비슷한 효과가 있고 마음을 진정시켜서 자율신경 기능도 개선할 수가 있습니다.

현대 직장인들은 교감신경이 너무 강해져 있습니다. 혈압이나 심장박동 수가 증가에서 항상 좌절 상태에 놓여 있기 쉽습니다. 그러나 여기에서 소개한 '3호 1흡법'으로 교감신경과 부교감신경의 균형을 맞출 수가 있어서 정신적으로도 안정적인 상태를 유지할 수 있습니다.

결과적으로 수면의 질이 좋아질 뿐만 아니라, 해결하기 어려운 비즈니스의 업무나 안건에 대해서도 "자, 언제든지 와라, 해내겠다!"라고 하면서 업무 해결을 위한 준비 태세를 강구할 수 있으며, 당황해서 실패할 확률을 줄일 수 있습니다.

[그림 3-4] 통근 시간에 세로토닌을 만드는 '3호 1흡법(3呼 1吸法)'

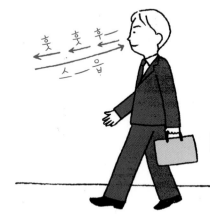

 「훗훗후-」 하며
3번 코로 숨을 내쉰다.

 「스-읍」하며
1번 코로 숨을 들이킨다.

   를 반복한다.
(목표:5〜30분)

복식호흡(의 리듬 운동)

+

걷기(의 리듬 운동)

+

햇빛을 흠뻑 쬔다.

↓

이 3가지 동작을 동시에 실행하면
3중 세로토닌 효과를 얻을 수 있다!

그리고 무엇보다 '3호 1흡법'이 좋은 이유는 세로토닌의 분비를 자극해 주는 것입니다. 저는 아침 출근 시간에도 이 호흡법을 시행하고 있습니다. 왜냐하면, 이 호흡법에 걸음걸이의 리듬 운동이 가하게 되면 여유롭게 세로 토닌이 나오기 쉬워지기 때문입니다. 복식호흡의 리듬 운동과 보행의 리듬 운동, 그리고 햇볕을 쬐이는 것만으로도 세 가지 요소로서 세로토닌을 증대 시키는 효과를 기대할 수 있습니다. 하지만 이 호흡은 평소의 호흡과는 다르기 때문에 오래 지속하기가 쉽지 않습니다.

기준은 대체로 5~30분, 시간이 있는 사람은 1시간 정도 해도 물론 OK입니다만, 5~30분이라도 충분히 원하는 효과를 얻을 수 있습니다.

위에서 설명한 아리타 선생은, 호흡을 시작하고 5분 정도 지나야 세로토닌이 분비되기 시작한다고 했습니다. 피로감이 느껴지면 이 세로토닌이 나오지 않는 신호이기 때문에 이럴 경우를 접하게 되면 동작을 멈추는 것이 좋습니다.

처음에는 서툴러도 매일매일 반복적으로 실시하면 점차 익숙해지고, 그 중 20~30분 정도까지 가능해지게 됩니다.

앞에서도 설명한 바와 같이, '3호 1흡법'은 아침 출근 시간대에 할 것을 추천하지만, 사람이 오가는 길에 이 호흡을 하면서 걷는 것은 민망하다고 하는 이야기도 들립니다. 하지만 그것까지 걱정할 필요는 없습니다. 원래 사람이 다니는 인도는 자동차가 달리는 주행 소리 등도 있기 때문에 이른 아침이 아니라면 어느 정도 소음이 있기 마련이기 때문에 통행하는 사람도 이런저런 걱정거리를 몸에 지니고 걷고 있는 경우가 많을 것입니다. 게다가 타인과 스쳐 지나가는 시간은 불과 1~2초에 불과한 극히 짧은 시간입니다.

저는 실제로 매일매일 이 호흡을 하면서 걷고 있는데, 통행자들이 저를 쳐다보고 이상한 얼굴 표정을 짓거나 저를 쳐다본 적은 한 번도 없습니다.

신호등에서 신호를 기다릴 때에도 이 호흡을 계속하고 있는데 역시 마찬가지입니다. 햇볕을 받기 위해 저는 일부러 양지에 서 있는데, 많은 사람은 그늘에 서 있기 때문에 저와는 거리가 떨어져 있어서 그럴지도 모릅니다. 사람은 자기 자신의 일에 대해서 과민하게 신경을 쓰지만, 타인에 대한 일은 그다지 신경을 쓰지 않습니다. 퇴근 시간을 활용해서 호흡 하나를 함으로써 컨디션이 좋아지고 정신도 안정되며, 밤에도 푹 잘 수 있게 되니까, 이렇게 효율적인 방법은 없다고 할 수 있습니다.

상황이 허락한다면 이 '3호 1흡법'을 대신해서 콧노래를 부르는 것도 추천합니다. 그러면 자연스럽게 복식호흡으로 이어질 것입니다.

출근길 혹은 거리를 이동하는 동안, 혹은 집안일을 하고 있을 때 등, 노래를 하거나 콧노래를 부를 수 기회를 잡아서 시도해 보시기 바랍니다. 이러한 것들도 '3호 1흡법'과 마찬가지로 5분 이상 계속하여 하는 것만으로도 세로토닌이 분비되기 시작합니다.

COLUMN 3
세로토닌이 분비되는 신호를 구별하는 방법

여러분의 신체에는 세로토닌이 충분히 분비되고 있습니까? 123쪽의 체크 시트에 있는 내용은 모두 세로토닌이 충분하지 않을 때 일어날 수 있는 증상입니다. 두 가지 이상에 해당되는 것이 있으면 '세로토닌 회복 생활'을 시작해야 합니다.

지금까지 설명한 바와 같이, 세로토닌 분비를 늘리려면 햇볕을 적극적으로 쬐는 것 외에도 껌을 자주 씹거나 호흡법을 도입하는 것이 효과적입니다. 그러면 낮 동안 일과시간에 신체 기능이 향상되고 밤에 푹 잘 수 있습니다. 5~30분 정도 지속하면 효과가 있다고 하는 것이 실험으로 밝혀졌기 때문에 우선은 도전해 보기 바랍니다. 효과는 수치로 보이는 것이 아니기 때문에 처음에는 반신반의하게 될지도 모릅니다.

그래서 참고로 제가 세로토닌 생활을 습관화시킨 과정을 알려드리겠습니다.

저의 경우는 우선 햇볕 쬐기 습관들이기부터 시작했습니다. 그때까지 피부 미백을 위해 햇볕을 피해 왔지만, 방의 가장 밝은 장소를 찾아서 거기에 테이블과 의자를 옮기고 햇볕을 쬐면서 아침 식사를 해 왔습니다.

하늘을 바라보면서 식사를 하면 마음이 씻겨지고 기분이 느긋해지는 것을 느낄 수가 있었습니다. 햇볕이 강한 날에는 더할 나위 없이 행복감으로 충만되므로 이것 역시 큰 변화입니다.

[그림 3-5] 세로토닌 결핍증 체크 시트

- ☐ 아침에 상쾌하게 잠에서 깨어날 수 없다.
- ☐ 아침부터 피곤하다
- ☐ 잠들기가 쉽지 않다
- ☐ 취침 중에 중간에 깨어난다
- ☐ 저체온증이다
- ☐ 저혈압이다
- ☐ 변비 증세가 있다
- ☐ 표정 관리가 잘 되지 않는다
- ☐ 계속 서 있는 것이 힘들다
- ☐ 깨무는 힘이 약한 것 같다.
- ☐ 몸의 이곳저곳이 아프다 (원인불명의 통증)
- ☐ 항상 머리가 무겁다
- ☐ 이성을 잃기 쉽다 (화가 나는 것 같다)
- ☐ 자주 기분이 다운된다
- ☐ 집중할 수 없다
- ☐ 컴퓨터를 장시간 이용한다
- ☐ 스트레스가 많다
- ☐ 피곤하다
- ☐ 햇빛을 받는 기회가 별로 없다 (1번에 30분 정도 x 1일 여러 번)
- ☐ 밤과 낮이 뒤바뀌는 생활을 한다

세로토닌 Dojo 대표, 도호대학 명예교수 아리타 히데호 선생 작성

이렇게 집안의 가장 밝은 장소에서 아침 식사를 하게 된 지 몇 주 동안 햇살을 받아서 기분이 좋아지고 '매일 햇빛을 받고 싶다'라는 생각을 하게 되었습니다. 이와 병행해서 출퇴근 시와 거리를 이동할 때에 어쨌든 양지쪽을 찾아서 걷도록 했습니다(햇볕 쬐기 + 걷기의 리듬 운동을 통한 세로토닌 분비 이중 효과).

아침에 출근할 때 햇빛을 느끼는 기분을 체감할 수 있게 되어서, 그 다음에는 아침 출근 시간에 '복식호흡법'을 활용해서 '3호 1흡법(3呼1吸法)'에 도전했습니다(양지쪽에 서 있기 + 걷기를 통한 보행 리듬 운동 + 복식호흡의 리듬 운동으로 트리플 세로토닌 효과 유발).

그런데 여기에서 슬럼프가 찾아옵니다. 햇빛만 받고 있을 때에는 최고의 상태였으나, 저는 원래 호흡이 얕고 폐활량도 적어서 '3호 1흡법'의 '숨을 많이 내쉬는' 것에 익숙해 있지 않아서 처음 몇 주 동안은 힘들었습니다. 솔직히 처음에는 답답하고 1분도 지속하지 못했지만, 하기 싫어도 5분까지는 하지 못했어도 어쨌든 매일 계속해왔습니다(운동 경험이 있거나 폐활량이 큰 사람은 더욱 쉽게 습관화할 수 있을 것입니다).

1개월 정도 지나자 점점 힘든 느낌이 줄어들기 시작했습니다. 또한, 1주일, 2주일 계속하니까 이제는 서서히 즐길 수 있게 되었습니다.

그러던 어느 날 아침, 제가 이용하는 역에 도착하고 보니 우연히 매우 생생하게 빛나는 여성의 모습이 제 눈에 들어왔습니다. 호기심에 무심코 다시 보았는데…… 그것은 거울에 비친 저 자신의 모습이었습니다! 그토록 빛나고 기운이 넘치는 저 자신의 얼굴을 본 것은 처음이었기 때문에 깜짝 놀랐고, 또 빙그레 웃게 되었습니다. 이 모습이 진짜 저 자신이라고 확신했습니다.

아마 세로토닌이 주는 '머리가 말끔하고' + '긍정적이고 행복한 기분' +

'얼굴 표정이 뚜렷하며' + '자세가 똑바른' 등등의 동작이 내 외형을 놀랍게 바꾸어 준 것이라고 생각했습니다.

이 경험에서 지금은 '광채가 나는 사람' 중의 한 사람으로 '세로토닌이 충분히 분비되는' 조건이 성립된 것은 아닐까 하는 가설을 세우게 되었습니다. 그리고 세로토닌을 분비시키기 위한 동작과 그 결과를 확인하기 위해서 역에 도착하면 반드시 역에 걸려 있는 거울을 보게 되었습니다. 거울은 항상 정직합니다.

이렇게 급격하게 세로토닌 만들기에 몰두해서 시작한 저는 하루 동안 어쨌든 의식적으로 햇빛을 찾게 되었습니다. 아침 출근 시간은 물론 점심 시간 등, 시간을 내어서 '3호 1흡법'으로 복식호흡을 산책 세로토닌 효과를 노리거나 노래나 허밍을 병행해서 열심히 세로토닌을 만들고 있습니다.

그 결과 하루 동안 일이 잘되고 성능이 향상되었으며 밤에는 푹 잘 수 있었습니다. 이 책에서 언급해온 세로토닌의 효과를 매일매일 실감하고 있습니다.

이러한 세로토닌을 증가하기 위한 생활을 염두에 두고 3개월 정도 지나자 '세로토닌 만들기'에 더욱 신경을 많이 쓰게 되었습니다. 그렇다 보니까, 감도가 높아져서 같은 일을 하고도 세로토닌이 나오기 쉬운 체질로 변하기 시작합니다. 여기까지 이르러서 깨닫게 된 것은, 실천하면 할수록 세로토닌이 분비되는 것이 느껴지고 머리가 선명해지며 행복감이 고조되었습니다. 그리고 즐거웠기 때문에 더욱 세로토닌을 만들어 싶었으며, 또한 '세로토닌 신경'이 강화된다는 플러스 나선형으로 돌입하게 되었습니다.

또한, 낮 시간 동안의 성능 향상에 좋은 효과가 지속된 것은 1시간 정도입니다. 그래서 예를 들면, 출퇴근 시에는 '양지쪽 찾기 + 보행 리듬 운동 + 복식호흡법의 리듬 운동', 점심 시간에는 '양지 + 껌 + 보행 리듬 운동' 등 어떤

조합이라도 좋으니까 자주 세로토닌을 만들도록 해야 합니다.

처음에는 감이 잘 잡히지 않을지도 모릅니다. 그러나 며칠 동안 계속해서 포기하지 말고 시도하되, 즐겁게 할 수 있을 것부터 시도하기 바랍니다. 자신의 몸과 마음의 변화를 관찰하면서 매일매일 계속하면, 앞에서 설명한 바와 같이 다양한 요소로부터 기쁜 신호가 간파되며 세로토닌의 분비 능력이 향상되었다고 하는 실감을 느낄 수 있습니다.

건강하고 '여러 가지 일이 있었지만, 행복하다'라고 생각하고 자신이 본래 가지고 있는 힘을 다하면 성공할 수 있습니다. 지금까지 절망하면서 좀처럼 효과를 볼 수 없었던 이러한 능력은 세로토닌을 의식적으로 이룸으로써 쉽게 손에 넣을 수 있었습니다.

조금이라도 자신의 삶을 향상시키는 데에 관심이 있는 분은 매일매일 반드시 세로토닌 만들기에 우선순위를 정하여 시행해 보기 바랍니다.

제4장

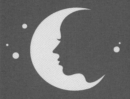

저녁까지 높은 신체 기능을
지속시키는 '일상생활'

1

점심도 업무다. '3패턴'을
전략화해서 식사하라

신체 기능의 극대화를 원한다면 '점심도 업무의 일환'이라고 파악하는 것이 중요합니다.

대부분의 사람은 점심시간이 되면 특히 아무 생각 없이 밖으로 나와서 기분이 내켰을 가게에 들어가는 행동을 하게 됩니다. 그러나 이 점심시간을 어떻게 보내느냐에 따라서 오후의 성능이 크게 달라집니다.

저는 평일 점심 식사에 관해서는 다음의 세 가지 요소를 준비하고 그날 오후의 일정에 따라 어떻게 할지의 여부를 결정합니다.

① 좋아하는 사람과 친분을 두텁게 하는 '옥시토신 점심'
② 오후에 승부수를 내야 하는 업무가 생겼을 때에는 '퍼포먼스 점심'
③ 평소에 최선을 다하고 있는 자기 자신을 위한 '보상 점심'

그러면 하나씩 살펴보겠습니다.

① 좋아하는 사람과 친분을 두텁게 하는 '옥시토신 점심'

옥시토신 점심은 좋아하는 사람들과 즐거운 시간을 보낼 수 있는 점심입니다. 그래서 함께 식사를 하는 상대는 동료, 상사, 부하, 거래처 사람, 친구 등 누구나 OK입니다. '마음이 드는 사람'에게만 한정합니다.

좋아하는 사람과 즐거운 시간을 보내고 있으면, '옥시토신'이라는 호르몬이 분비됩니다. 옥시토신은 '포옹의 호르몬', '사랑의 호르몬' 등 다양한 말로 표현됩니다. 특히 출산 시 또는 출산 후 산모가 자녀에 대한 애정을 느낄 때 가장 많이 방출되는 것으로 알려져 있습니다.

그런데 최근에는 아이의 유무, 성별, 연령 등과 관계없이 친한 사람에 대한 애정을 느낄 때에도 분비되는 것으로 알려졌습니다. 또한, 옥시토신이 분비되면 스트레스 중추에 작용을 하게 되어 스트레스를 없애 주는 호르몬으로도 알려져 있습니다.

또한, 옥시토신이 증가하면 자동적으로 세로토닌도 늘어난다는 것을 알 수 있습니다. 세로토닌이 신경을 안정시키고 긍정적인 기분을 만들어 준다는 점과 저녁 이후 멜라토닌으로 바뀌어서 수면의 질을 좋은 쪽으로 유도해 주는 것은 지금까지 설명한 바와 같습니다. 그래서 정감을 느끼는 사람과 함께 먹는 점심은 재미있을 뿐만 아니라 과학적으로도 매우 의미가 있습니다. 이때의 식사 내용으로는 다음 두 가지를 피해야 합니다.

• 혈당치를 급상승시키는 것

라면, 고기 덮밥 등 탄수화물 위주로 영양이 집중된 원 플레이트 식사는 혈당을 급상승시킵니다. 이로 인해서 식후에 나른함과 졸음에 쫓기게 됩니다.

그러지 않아도 오후 1~2시 무렵은 체내 시계의 사정상 아무것도 먹지 않아도 졸기 쉬운 시간대입니다. 여기에 탄수화물이 인체에 공격을 가해 오면 졸음을 물리친다는 것이 무리한 일입니다.

• 체온을 급상승시키는 것

체온이 올라가면 그 후 내려갑니다. 사람은 체온이 떨어지는 타이밍에 졸음을 느끼고 그대로 깊은 잠에 들어갑니다. 목욕을 하면 좋은 수면을 취할 수 있는 것도 그 메커니즘에 의한 신체 작용 현상입니다(178쪽 참조).

그러나 밤이니까 괜찮겠지 하고 오후에 중대한 일이 남아 있는 단계에서 체온을 급상승시키다가 급하강시키는 것은 금물입니다. 체온이 크게 오르면 매운 음식 등은 피하는 것이 좋습니다.

저도 평일에 이런 점심은 절대 먹지 않습니다. 상대방의 취향과 희망에 따라 다르지만, 가능하면 전통요리(생선구이 등의 반찬과 된장국, 밥이 세트로 된 것)나 채소와 단백질을 제대로 섭취할 수 있는 중국과 프랑스의 메뉴를 선택 가능하면 탄수화물을 조금 남겨서 식사하는 분량을 위(胃)의 70% 분량 정도에서 정지하도록 식사량을 조절하고 있습니다.

또한, 만일 마음이 내키지 않는 사람과 함께 점심 식사를 하기로 했을 때, 스스로를 구하는 방법으로써 '친절한 마음을 품는 것'을 들 수 있습니다. 옥시토신은 남에게 친절한 감정을 가지게 되면 분비됩니다. 그래서 이러한 경우에도 불쾌한 상대방에 대해 싫다는 거부감을 가질 것이 아니라, 그 짧은 식사 시간만큼은 가능하면 상대방에게 도움이 되고자 하는 배려심을 발휘하면 옥시토신이 나오기 쉬워집니다.

② 오후에 승부수를 내야 하는 업무가 생겼을 때에는 '퍼포먼스 점심'

'퍼포먼스 점심'은 승부수를 내야 하는 업무, 즉 일상적인 사업 '이것은 성공시키고 싶다'고 강하게 원하는 업무를 오후에 해결해야 할 때에 먹어야 하는 점심입니다. 이른바 '승부를 내야 하는 밥'입니다. 그러다면 돈까스와 스테이크 등 영양가가 넘치는 메뉴를 상상하는 사람이 많을 것입니다.

이렇게 고기를 위주로 한 메뉴 자체는 단백질이 풍부하고 좋지만, 문제는 소화를 시키기 위해서 위장에 부담이 간다는 것입니다.

가장 이상적인 업무에 승부를 내기 위해서 먹는 밥은 공복감을 덜어주고, 그렇다고 해서 배불리 먹어야 하는 것이 아니라, 졸리지 않고 몸이 가볍고 머리가 말끔한 점심이어야 합니다.

저는 진정한 업무의 승부가 기다리고 있을 때의 기능 증진을 위한 퍼포먼스 점심은 유청 단백질(150쪽 참조)만으로 점심을 해결합니다. 그렇다면 준비 시간 및 뒷정리를 포함하여 10분 정도의 시간으로 점심 식사를 마칩니다. 그래서 저는 점심 휴식 시간의 남은 시간에는 우선 낮잠을 자고 나서 껌을 씹으며 산책을 나갔다가 5~10분 정도 양지쪽을 걷고 와서 오후 일과를 시작합니다.

이 정도로 하면 머리는 맑고 세로토닌도 충족되고, 기분 전환을 할 수 있게 되어 긴장도 풀리고, 든든한 기분으로 승부수를 내야 하는 업무에 임할 수 있습니다. '유청 단백질, 낮잠, 껌, 산책' 등은 그야말로 성능을 극대화시키고자 할 때의 '3종의 신기(중요한 3가지 요소)'라고 할 수 있습니다.

또한, 점심을 유청 단백질로 마친 날 저녁 무렵에는 위장이 비어 있을 것입니다. 만일 그렇게 생각하지 않는다면 아직 승부수를 내야 하는 업무에 대한 긴장이 남아 있는 것이나 다름없습니다. 자신이 생각하는 이상으로 지쳐 있기 때문에 회복이 필요합니다.

구체적으로는, 빨리 귀가하여 충분한 채소와 생선이나 두부 등 영양가와 섭취 밸런스가 우수하며 소화하기 좋은 저녁 식사를 하고 평소보다 일찍 취침하는 것이 가장 좋습니다.

또한, 그다지 힘들지 않고 적당히 중요한 일이 기다리고 있을 때의 성능 증진 점심은 '혼자서 외식하기 + 산책하기'를 추천합니다.

옥시토신 점심은 상대방에게 맞춰야 할 부분이 있지만, 나홀로 식사인 경우에는 어떠한 메뉴를 선택해도 내 자유입니다. 그래서 옥시토신 점심의 내용을 기본으로 하여 자신이 먹고 싶은 것을 선택해서 모티베이션업(동기 향상)을 도모하는 것이 좋습니다.

자기 혼자 메뉴를 선택한다고 해서 과식하는 것은 금물입니다. 위장의 70% 정도만 채워야 머리가 맑고 신체상의 가장 최적의 상태를 유지할 수 있습니다.

③ 평소에 최선을 다하고 있는 자기 자신을 위한 '보상 점심'

지금까지 말해온 '옥시토신 점심'이나 '퍼포먼스 점심'에 대한 이론은 모두 무시해도 OK입니다. 열심히 노력한 자기 자신에 대한 보상이기 때문에, 무엇이든 신경 쓰지 않고 양도 원하는 만큼 마음껏 먹는 메뉴입니다.

그러나 이 점심은 1주일에 딱 1회가 한계입니다. 오후에 업무가 있는데, 졸리거나 나른해질 위험이 있는 '보상 점심'만을 먹는 경우가 아니라는 것은 대부분의 사람은 직감적으로 알 수 있을 것입니다.

그런데 사실은 대부분의 비즈니스맨이 매일 '보상 점심'을 먹으며, 그래서 오후의 업무 성능을 크게 떨어뜨리고 있습니다. 더욱더 신축성 있게 메뉴

등을 선택하여 점심을 효율적으로 먹어야 할 필요가 있습니다.

물론 1주일에 한 번 먹을지라도 보상 점심은 식사 후에 졸음이 오는 경향이 있습니다. 이럴 때에는 앞에서 설명한 15~20분 정도 낮잠이나 산책으로 활력을 되찾을 수 있다면 최상의 식사 방법이라고 할 수 있습니다.

여기에서 서둘러서 내일 여러분이 선택해야 할 점심 식사에 대해 생각해 보기로 하겠습니다.

이미 누군가와 식사 약속이 있는 날은 ① '옥시토신 점심'으로 분류됩니다. 오후에 승부수를 낼 일이 기다리고 있을 때에는 망설이지 않고 ② '퍼포먼스 점심'을 선택합니다. 조금 돈을 들여서라도 좋아하는 것을 먹고 싶을 때에는 ③ '보상 점심'을 선택합니다. 어디까지나 보상이기 때문에 1주일에 1회 정도로 합니다. 그렇다면 누구와도 약속을 하지 않으며, 오후에 승부를 걸어야 할 업무도 없고 자신에게 포상을 줄만큼의 이유도 없는 날에 선택해야 하는 점심에 대해서는 어떻게 하는 것이 좋을까요?

그런 날에도 의식적으로 앞의 3가지 점심 메뉴 중 어느 것 하나에 적용될 것입니다.

즉 그 어떤 날에도 '옥시토신 점심'이거나 '퍼포먼스 점심' 혹은 '보상 점심'인지를 선택한 후 먹어야 합니다. 여기에 따라서 여러분의 점심시간은 단순히 배를 채우는 점심이 아니라, 뭔가 성과를 만들어 내는 '업무의 일환'이라고 할 수 있습니다.

이것을 의식하면 동료에게 이끌려서 정식을 먹을 때도 '옥시토신을 분비한다'라는 목적이 생기고, 더 나은 관계를 쌓게 되며, 즐거운 식사 장소가 될 수 있을 것입니다. 그렇지 않면 비효율적이고 아무런 효과가 없는 점심시간을 보내거나 하찮은 불평불만을 서로 주고받으며 식사 시간이 끝나 버릴 수도 있습니다.

또한, 혼자 점심을 섭취해도 '오후에 그 중요한 일을 해결해야 하니 오늘은 '퍼포먼스 점심 메뉴로 식사를 하자'라든가, 혹은 '오늘은 보상 점심하자. 조금 비싸지만 고급 이탈리안 요리로 하자'라는 등의 의미 있는 점심시간을 만들어 낼 수 있습니다.

가능하면 1주일 동안의 점심 식사 약속 일정을 수첩에 적어 두면 체계적으로 매우 편리합니다. 또한, 이것을 계속하면 점심시간을 최대한 활용할 수 있는 사람이 될 수 있습니다.

또한, 어떠한 점심도 단백질 섭취를 많이 해서 혈당을 올려 졸음과 나른함을 불러일으키는 탄수화물은 적게 먹어야 합니다.

한편 저는 휴일 점심으로는 '치팅데이(cheating day)'로 간주하고, 파스타 등 탄수화물이 많은 것도 별로 신경 쓰지 않고 원하는 대로 먹고 있습니다. 왜냐하면, 휴일의 낮 시간에는 졸려도 상관없기 때문입니다.

2

신체 기능을 올리려면
'5~20분 낮잠'을 자라

점심 식사를 마친 후 배가 부르면 졸음이 엄습해 오기 쉽습니다. 일상생활에 낮잠을 자는 습관을 들이는 것도 좋습니다. 머리는 말끔하고 신체도 건강해지며, 오후의 작업 성능을 높일 수도 있습니다.

그러나 낮잠에는 조건이 있어서 너무 긴 시간 잠을 자면 안 됩니다. 밤에 잠을 자듯이 깊이 잠들다가는 밤늦게까지 잠을 이루지 못하거나 잠이 얕아지거나 수면의 질을 저하시킵니다.

구체적으로는 낮 12시~오후 3시 사이에 15~20분(55세 이상은 30분까지 자는 것이 효율적입니다).

더 많은 시간 자고 나면 깊은 잠에 들게 되어 깨어나면서부터 머리가 멍합니다. 그래서 아직 일이 남아 있는 평일에 자는 낮잠은 15~20분(55세 이상은 30분)까지가 가장 좋습니다.

한편 휴일이라면 조금 더 자게 되어 머리의 기능이 잘 안 돌아가도 상관없습니다. 만약 수면 부채가 쌓인다면, 휴일은 더 적극적으로 그 수면 부채를 되갚고 싶어서 오전부터 오후 3시 사이에 가급적 이른 시간에 1시간 30분 정도까지 낮잠을 자도 됩니다. 1시간 30분까지라면 밤 수면의 질이 떨어지지 않는다고 알려져 있습니다(그러나 이것은 어쩔 수 없는 경우의 수면 구제 방법입니다. 가장 이상적인 것은 한시라도 빨리 평일에 충분히 생활 패턴을 잘 확립하고, 이러한 낮잠을 자지 않고도 거뜬히 하루를 보내는 것을 목표로 합시다).

최근에는 경영진들이 낮잠의 효과를 이해하고 적극적으로 낮잠을 권장하는 기업도 있습니다. 그럼에도 불구하고 수많은 비즈니스맨에게는 직장에서 낮잠을 자는 점에 대해서는 저항감이 있을지도 모릅니다.

그러나 쿨쿨 자는 것은 아닙니다. 점심 식사 후의 휴식 시간에 휴게실과 수면실을 사용해도 괜찮으며, 가볍게 책상에 엎드리는 것만으로도 좋습니다(침대에서 낮잠을 자면 깨어나기 어려워지는 사람도 있으므로, 이것이 걱정되는 분은 의자에 앉아서 자는 방법을 궁리할 필요도 있습니다). 저도 오후에 성능을 올리고 싶은 날에는 반드시 낮잠을 잡니다.

처음에는 낮잠을 자지 않더라도 눈을 감고 있는 것만으로 충분합니다. 시각 정보가 들어오지 않는 것만으로도 뇌는 나름대로 편안해지기 때문입니다. 또 이렇게 눈을 감는 것만으로 '낮잠 흉내(가면을 취하는 것)'를 1주일 계속 반복하면 점점 잘 수 있는 습관이 길러지게 될 것입니다.

이러한 짧은 시간에 자는 낮잠만으로도 효과가 가득합니다.

먼저 머리가 맑아지고 오후의 업무에 진척이 있습니다. 게다가 뇌의 피로를 씻어 주고 저녁 이후의 선잠이나 갑자기 쏟아지는 잠도 없어집니다.

저녁 이후의 초저녁잠은 물론이고 선잠도 수면의 질을 저하시키고 69쪽에서 설명한 '수면의 초반부 3시간'의 숙면을 방해하는 상태에 해당되어 심신이 충분히 회복되지 않게 됩니다. 그래서 귀갓길의 전철 등에서 운이 좋게 앉을 때에도 절대로 자서는 안 됩니다.

또한, 낮 12시~오후 3시에 15~20분 정도 적절한 시간대에 짧은 낮잠을 효과적으로 자면 치매의 위험을 1/5로 줄이는 것으로 알고 있습니다. 짧지만 쾌적한 낮잠을 자기 위해서 손수건이나 귀마개가 있으면 좋을 것입니다.

손수건을 눈가리개 대신하여 눈을 가리게 되면 형광등의 빛이 차단될 뿐만 아니라 기분이 안정됩니다.

귀마개는 다양한 타입이 판매되고 있습니다(138쪽의 [그림 4-1] 참조). 짧은 낮잠은 저렴한 생필품 가게에서도 살 수 있는 ① 플랜지 타입, ② 폼(스폰지) 타입이 적합합니다. 섣불리 방음 효과가 너무 높은 것을 사용하면 깊이 잠들어 버릴 수도 있습니다.

또한, ① 플랜지 타입은 적당히 소리가 들어오기 때문에 일하는 동안에도 사용할 수 있습니다. 예를 들어 서류 작성에 몰두하고 싶은데 주위의 소리가 신경이 쓰이는 때입니다. 이 귀마개를 사용하면 방해하는 소리는 작아지면서, 중요한 소리가 들리지 않는 것은 아니기 때문에 가장 이상적인 환경이 만들어집니다.

집중해서 자고 싶은 때에는 ③ 실리콘(점토) 타입의 귀마개를 추천합니다. 자신의 귀 모양 맞게 조절할 수 있으며, 방음 효과가 높으므로 안심하고 수면을 취할 수 있을 것입니다.

제4장

[그림 4-1] 편리한 낮잠 상품 (귀마개)

	형태	타입	특징
낮음		① 플렌지 타입	적당히 소리가 들려온다. 낮잠 때뿐만 아니라 일에 집중하고 싶을 때에도 사용하면 좋다
방음 효과		② 스폰지 타입	①보다 방음 효과가 좋다. 주변의 소리가 잘 안 들린다.
높음		③ 실리콘 타입	방음 효과가 높다. 마음 놓고 잠을 자고 싶을 때 추천 귓구멍에 맞게 형태를 조절할 수 있다.

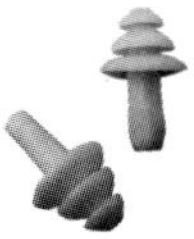

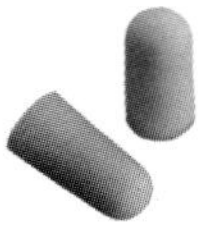

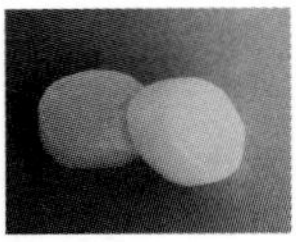

머리를 쓰면 '걷는 것'만으로도
세로토닌이 만들어진다

아무래도 직장에서 낮잠을 자지 못하는 분에게는 산책을 추천합니다.

최근에 걷기가 세로토닌 신경을 활성화할 수 있다는 연구 결과와 실제로 효과가 있다고 해명되고 있으며, 점심시간 등을 이용해서 산책을 해두면 머리가 말끔하고 오후의 업무가 진척되는 것은 물론, 그날 밤 수면의 질도 개선됩니다.

또한, 몸을 움직이게 되어서 혈액순환이 잘되기 때문에, 이런 의미에서도 뇌가 새로 활력을 되찾게 되는 오후의 업무에 집중력이 높아집니다.

원래 괴테를 비롯한 철학자의 대부분이 '걸으면서 사색을 했다'고 전해지고 있습니다. 걸음으로써 세로토닌 신경이 활성화되고 직감(直感)을 담당하는 전두엽 피질(전두엽의 일부)의 기능이 좋아지며 좋은 생각이 떠올려지기 때문입니다.

또한, 베토벤도 매일 같이 산책을 했던 것으로 알려져 있습니다.

아리타 히데호(有田秀穂)의 저서《번득이는 생각! 혼자서 산책할 때 만날 수 있다》에 따르면, 베토벤은 40세 무렵부터 완전히 청력을 잃어버렸습니다. 그 절망을 딛고 56세까지 작곡 생활을 계속했는데, 생애 동안 어떠한 날씨에도 마다하지 않고 산책을 나왔다고 합니다. 그때 번뜩이는 생각으로 작곡에 대한 메모를 남긴 것이 여러 개 발견되고 있습니다.

하일리겐슈타트라는 빈 북쪽에 있는 지역에는 '베토벤 산책로(Beethoven-gang)'라는 도로가 있습니다. 이곳은 자연환경이 뛰어나며, 청각장애인이 되어서 심신쇠약에 빠져 있었던 베토벤이 힐링을 했었을 것으로 생각됩니다. 세로토닌이 분비되어 영감을 떠올리기 쉬울 뿐만 아니라, 아픈 마음이 사라지고 긍정적이고 밝은 분위기가 감돌고 있는 곳입니다. 이런 의미에서도 베토벤은 산책하면서 구원의 의식을 느끼고 있던 것이 아니었을까 하고 생각합니다.

여러분이 업무를 수행하시면서 서류를 작성하는 데에 생각보다 시간이 걸리거나 동료와 의견을 나누는 데에 대한 답변이 선명하지 않게 되면 그것은 뇌가 소진되어 있다는 증거입니다. 즉 뇌 자체가 기능을 상실하여 악화되고 있기 때문이며, 그 즉시 일을 멈추고 '워킹 리셋(walking reset)'을 해야 할 필요가 있습니다.

직장 근처에 산책하기에 좋은 코스가 있습니까? 없어도 산책로를 개척할 겸, 점심 식사를 마친 후에 산책을 해보시기 바랍니다.

산책할 때에 5~30분 정도 가급적이면 양지쪽을 걸을 때가 좋습니다. 그런 길을 개척하기가 아무래도 무리라면 회사 안을 걸어 보기 바랍니다. 화장실에 가는 척하고 계단 오르내리기를 하는 것도 좋은 운동입니다. 어쨌든 산책을 통해서 세로토닌을 만들기 위해서는 걷기에 집중하는 것이 필수 조건입니다.

역사상의 위인이 산책을 했었던 시절은 지금처럼 자동차와 사람의 빈번한 왕래가 없이 산책 도중에 사색에 집중하는 것을 방해하는 자극 요인도 적었을 것이기 때문에, 걷는 것만으로도 세로토닌 신경이 활성화될 것이라고 생각됩니다.

한편, 우리가 살아가고 있는 현대인의 경우는 밖으로 나가는 것만으로 자동차, 사람, 간판 등 다양하고 자극적인 물질문명 요소들이 뇌에 들어오기 때문에 산책하는 동안에 호흡, 콧노래, 껌씹기 등 어느 것 한 개라도 선택해서 병행하면 확실하게 집중력을 신장시켜서 업무에 도움을 줄 수 있을 것입니다.

제4장

산책을 하면서 길을 걷다 보면 앞에 언급한 위인들처럼 세로토닌 신경이 활성화되고 좋은 아이디어가 떠올려질 가능성이 큽니다. 이러한 아이디어는 순간적으로 번득이며 떠올려지고, 순간적으로 머리에서 지워지는 경향이 강하기 때문에, 비록 회사 안이든 밖이든 걸을 때에는 메모지와 펜을 잊지 말고 가지고 가도록 해야 합니다. 휴대용 메모 기능을 가진 기기를 활용해도 좋을 것입니다.

덧붙여서, 저는 오후에 소중한 비즈니스 상담이 있는 날은 '낮잠', 오후에 중요한 서류를 작성하는 날에는 '산책'을 합니다. 내용을 불문하고 어쨌든 최고의 성능을 발휘하고 싶은 날에는 '낮잠'과 '산책' 등 모두 활용할 수 있도록 시간을 내어 시도하고 있습니다.

'작은 명상'으로 불안과
스트레스를 해소한다

오후부터 중요한 일이 있을 때 마음을 진정시키고 신체 기능을 향상시킬 수 있는 메뉴얼 같은 것을 가지고 있으면 편리합니다.

스티브 잡스가 '선(禪) 사상'에 심취해 있었던 것은 유명한 이야기입니다. 위에서 언급한 아리타 선생으로부터 배운 이야기에서 감동했다고 하는데, 그는 어렸을 때에 입양되어 친부모를 모르는 갈등을 안고 있었다고 합니다. 그 갈등을 극복하기 위해서 다양한 요법에 의지했었으나 끝까지 받아들이며 실천한 것이 좌선에 의한 명상이었다고 전해져 있습니다.

좌선을 할 경우에는 단전에 힘을 주고 '복식호흡 = 복근 리듬 운동'을 합니다. 그로 인해 뇌의 세로토닌 신경이 활성화되고 세로토닌 분비가 증가함으로써 잡스도 '갈등 = 부정적인 생각'으로부터 해방되었는지도 모릅니다.

또한, 프로야구 선수 이치로는 경기 전에 라커룸에서 20~30분 정도의 명상 시간을 가졌다고 합니다. 이를 통해 세로토닌을 분비하고 마음을 정돈하고 긍정적이고 좋은 이미지를 자신의 내면에서 만들어 내는 데에 성공했던 것입니다.

그들의 그러한 시도에 대해서 직장인들도 모방할 가치가 충분히 있습니다. 과연 직장에서 좌선은 하지 않는다고 할지라도, 의자에 앉은 채 눈을 감고 이 책의 제3장에서 소개한 바가 있는 '3호 1흡법'을 반복해서 '작은 명상'을 하려고 한다면 쉽게 할 수 있습니다.

특히 중요한 비즈니스 상담, 프레젠테이션, 문서 작성 등이 있을 때에는 5분 정도라도 좋기 때문에 시도해 보시기 바랍니다. 불안과 긴장이 누그러져 집중력이 증가되는 것을 실감할 수 있을 것입니다.

이와 같이 평소에 부정적인 감정에 휘둘리지 않도록 하는 것은 잠정적 조치를 통하여 신체 기능 향상과 양질의 수면을 유발해 내기 위해서도 중요합니다.

수면에 대한 공부를 진지하게 하고 실천에 옮겨서 자신의 몸과 마음을 스스로 갖추겠다고 결심하고 나서부터 저는 '분노', '원망', '시기'라고 하는 부정적인 요소들을 최대한 가지지 않으려고 노력하고 있습니다. 동시에 불평불만이나 욕도 가급적이면 입에 담지 않도록 노력하고 있습니다. 일단 부정적인 감정이 얼굴 표정에 나타나게 되면 모처럼 만든 행복 호르몬인 세로토닌이 줄어들고 스트레스 호르몬인 코르티졸이 증가되어 저 자신에 커다란 타격을 입히기 때문입니다.

또한, 평상심을 되찾기까지에는 시간이 걸리고 가뜩이나 부족한 저 자신의 시간을 낭비하고 소모하게 버립니다.

하지만 저도 인간이기 때문에 참지 않고 부정적인 발언을 해 버릴 수도 있습니다. 그래서 시간이 없을 때에는 '3호 1흡'의 호흡법으로 작은 명상을 하고 시간을 충분히 낼 수 있을 때에는 산책 등을 통해서 최대한 빨리 기분을 전환할 수 있도록 노력하고 있습니다.

5

카페인은 '오후 2시까지'만
마신다

낮에 졸음을 쫓기 위해서는 카페인이 함유된 음료를 마시면 일시적인 효과가 있습니다. 그러나 잘못 섭취하면 수면의 질을 크게 저하시킵니다.

저는 과거에는 커피 중독이라고도 말할 수 있을 정도로 많이 마셨으며, 하루에 5~6잔 이상을 마셔왔습니다. 아침부터 계속 마시면 오후부터는 정해진 듯이 등 전체가 나른해지고, 나중에 피로가 온몸을 파고드는데, 왠지 카페인을 그만 마시고 싶어도 그만둘 수 없는 지경에 이릅니다. 어쩌면 마신 직후 잠깐 동안은 몸 상태가 활발해진 것 같은 기분이 들기 때문일 것입니다. 이것이 바로 약물 중독과 같은 것이라고 생각합니다.

이런 상태가 몇 년 동안 계속되었는데, 진심으로 체질을 개선할 노력의 일환으로 결연하게 '커피 끊기'에 도전했습니다. 어쨌든 커피 중독으로부터 탈출했으며, 마시고 싶은 적은 한 달에 몇 차례뿐이었습니다. 세로토닌을 분비시키는 신체 반응과 함께 맞물려서 나른함과 피곤함이 없어지는 반면에, 짜증이 줄어들면서 정신도 안정감을 찾게 되었습니다.

커피뿐만 아니라 카페인 함량이 많은 음료는 맹목적으로 마셔서 능숙하게 그 효과를 이용하고 싶을 때도 있는 법입니다. 구체적으로는 아침에 일어나서 잠을 쫓기 위한 한 잔 외에, 체내 시계를 조절하기 위해서 아무래도 졸리기 쉬운 오후 1~2시경에 마실 것을 추천합니다(146쪽 [그림 4-2] 참조).

그리고 저녁 시간 이후에는 피하도록 하시기 바랍니다. 카페인 효과는 5~7시간 지속되는 것으로 알려져 있는데, 카페인에 내성이 생겼을 때에는 개인차에 따라서 10시간 동안 계속될 수도 있습니다. '잠들 수 없거나', '수면 도중에 깨어나거나', '잠이 얕아지는' 범인이 실은 자기 자신이 사랑하고 매일 마시는 음료일 수 있습니다.

취침 시간으로부터 역산해 보면, 역시 카페인을 마시는 오후 2시경이 그 경계의 시한이라고 말할 수 있을 것입니다.

또한, 저는 커피를 끊고 나서 밤 9시와 10시 등의 이른 시간에 졸음이 몰려오게 되었습니다. 그리고 잠을 깊이 잘 수 있었고 피로도 풀 수 있게 되었습니다.

제가 예전에 늦게까지 자지 않고 깨어 있을 수 있었던 것은 커피의 카페인에 의한 것이었다고 생각합니다.

지금은 주위 사람에게 "나는 저녁 9시가 되면 졸리기도 하고, 10시에는 자고 있을 때도 있습니다."라고 선언하고 당당하게 일찍 자고 있습니다.

하지만 밤 9시와 10시 사이에 자고 싶어도 업무상 실행하기가 힘든 사람이 있을지도 모릅니다. 매일처럼 에너지 드링크를 마시면서 졸음과 싸우고 있는 사람도 있을 것이다.

[그림 4-2] 카페인을 많이 함유한 음료

녹차(옥로)	160mg
영양 음료	50~70mg
커피	60mg
홍차	30mg
엽차	20mg
호지차	20mg
우롱차	20mg
콜라	10mg
코코아	8mg

카페인을 섭취할 경우에는……

아침에 일어나서 한 잔

+

오후 1~2시경에 한 잔을 추천!

밤에 잠들기 힘들어지기 때문에
오후 2시 이후에는 가급적 섭취하지 않는다.

※ 음료는 100ml당

출처 : 문부과학성 「일본식품표준성분표 2015년판」

예전에 잡지 편집자였던 저도 약 10년 동안 매월 같은 에너지 드링크에 의존해서 일을 했던 적이 있습니다. 한 달에 1~2회 철야하는 것은 당연한 일이었고, 2~3시간밖에 잠을 자지 못하고 일을 해야 하는 날도 많았기 때문에 어떻게 하면 졸음을 쫓고 건강하게 일어날 수 있을 것인가는 매우 중요한 과제였습니다. 동료들과 매일 활발하게 정보를 교환하면서 영양 음료를 섭취하고 있었습니다.

그러나 이 책을 집필하기 위해서 편의점에서 파는 에너지 드링크의 성분을 대충 살펴보았는데, '신경을 날카롭게' 하는 비밀도 카페인에 의한 것임이 밝혀졌습니다. 그 작은 병 속에 커피 1잔 분량의 카페인이 들어 있었던 것입니다. 또한, 영양 음료에는 설탕이나 첨가물이 많이 들어 있기 때문에 상시 음용을 피하는 것이 좋겠다는 결론에 이르렀습니다. 지금 생각해 보니 매월 수없이 많이 마셨다는 사실이 무섭다고 생각했습니다.

그렇다면 졸음을 억제하고 싶은 경우에는 어떻게 할 것인가 하면, 저는 '박하유'를 사용합니다. 박하유를 손가락으로 광대뼈 근처에 바르면 호랑이 연고보다 '화' 하고 화끈거리며 금세 눈이 선명해집니다. 비상용으로 회사의 데스크 서랍에 넣어 두면 편리합니다.

과자를 먹고 싶을 때에는
'유청 단백질'을 섭취한다

오후 늦은 시간이 되면 아랫배가 슬슬 고파와서 과자에 손을 대는 사람도 많다고 생각합니다. 사실 저도 그랬었습니다.

게다가 과자의 대부분은 스낵이나 쿠키 등 탄수화물에 설탕이 많이 들어간 먹거리입니다. 이것들을 먹으면 혈당이 올라가고 졸음과 나른함이 함께 몰려와서 저녁 시간의 신체 기능이 급강하하는 경우가 많습니다.

지금도 '두뇌 활동은 당분이 필요하다'라고 하면서 단 음식을 먹고 싶어하는 사람이 있는데, 이 이론은 완전히 잘못된 것입니다. 옛날 농사짓는 노동처럼 체력을 소모하는 일을 제외하고는 현대인의 두뇌 활동에 당분이 부족하지는 않습니다. 오히려 혈당을 올리는 데에 따른 마이너스적인 측면이 훨씬 큽니다. 즉 과자 속에 들어 있는 설탕을 피해야 합니다.

습관적으로 과자가 먹고 싶다고 생각하는 경우가 많습니다. 사실 음식을 섭취할 시간도 아니고 영양이 부족하지도 않은데 뭔가 먹으려는 습관에 의한 현상일 뿐입니다. 신체 기능을 높일 것을 목표로 하는 직장인들은 과자에 손이 가는 데에 익숙합니다. 아무래도 배가 고프면 유청 단백질을 마시는 것이 좋습니다. 마트에 가면 다양한 맛을 지닌 유청 단백질 제품이 판매되고 있으므로 기분에 따라 조금씩 마시면 질리지가 않습니다. 유청 단백질이 좋은 점은 어느 정도 배가 채워지는데, 졸리거나 나른하거나 지치지 않는 점입니다.

그러면 과자를 선물받는 경우에는 어떻게 하면 좋을까요? 동료가 출장을 다녀오면서 사다준 기념물인 과자를 선물하는 경우, 모처럼 받은 선물은 먹고 싶은 법입니다.

이럴 경우에는 먹는 것이 좋습니다. 컴퓨터 작업을 하면서 어수선하게 먹으면서 일하는 행동은 엄하게 금지해야 합니다. 그 대신 확실하게 일하고 있는 자신에 대한 '보상 행사'로서 그 과자에 어울리는 음료를 준비하고 차분히 맛을 보면 좋을 것 같습니다. '보상 의식'을 높임으로써 스트레스가 해소되고, 결과적으로 과식을 방지할 수 있습니다. 얼떨결에 판단을 잘못해서 당분이 잔뜩 첨가되어 있는 음료를 선택하지 않도록 해야 합니다. 주스와 달콤한 캔 커피와 함께 섭취하면 몸이 과자에 함유된 당분이 배로 늘어나 더블 데미지(이중 위험)를 불러일으켜 그 이후의 작업 성과는 엉망이 되어 버립니다.

'유청 단백질'로 부담 없이 단백질을 보충한다

　과자를 먹고 싶을 때는 유청 단백질을 먹어야 한다고 앞에서 밝혔습니다. 유청 단백질은 단백질을 섭취하는 데 있어서도 부담이 없고 매우 편안하게 먹을 수 있습니다.

　의학계에서 정하고 있는 성인(18~64세)의 1일 단백질 권장 섭취량은 남성은 65g, 여성은 50g입니다.

　그러나 영양 전문가들은 '더 많이 섭취해야 한다'고 강조합니다. 그 이유는 근육, 내장 혈관, 머리카락, 피부 등이 모두 단백질로 되어 있기 때문입니다.

　특히 정신과 의사인 후지카와 도쿠미(藤河德美) 박사가 제안하는 방법은 매우 설득력이 있습니다. 저 자신도 의식적으로 단백질을 섭취하려고 노력했습니다. 그 이후 컨디션이 매우 좋아진 것을 몸으로 느꼈습니다.

　놀라운 사실은 단백질을 많이 섭취하고 나서는 정말 좋아했던 과자를 먹지 않아도 아무렇지도 않게 된 것입니다. 필요한 영양을 섭취하지 않으면 단 것을 먹고 싶어 한다던데 그 말은 사실이었던 것 같습니다.

　하지만 일반적으로 식사 중에 먹는 식단으로부터 단백질을 잘 섭취하는 것은 쉬운 일이 아닙니다.

착각해서는 안 되는 것은, 고기와 생선 등의 65g이 무게 그대로 단백질이 아니라는 점입니다. 고기만으로 65g의 단백질을 섭취하려면 450g 정도를 먹어야 합니다. 평상시의 경우에는 라면과 덮밥 등의 탄수화물을 주요 영양원으로 삼고 식생활을 하는 사람들에게 매일 450g 정도의 고기를 먹는 것은 극히 어려운 일입니다. 그래서 유청 단백질이 필요합니다.

앞에서 설명한 것처럼, 저는 '퍼포먼스 점심'에다 배가 고플 때에는 유청 단백질을 곁들여서 즐기며 마시고 있습니다.

또한, 단백질에는 크게 3가지가 있는데, 우유에 포함된 유청 단백질과 카제인 단백질, 대두에 포함된 소이 단백질 등입니다.

그중에서도 특히 유청 단백질은 칼로리가 낮으면서 영양소가 응축되어 있기 때문에 흡수도 빠른 것이 장점입니다.

추천하고 싶은 음료수 마시는 법은 유청 단백질에 우유, 아몬드 밀크와 무설탕 요구르트를 섞습니다. 특히 우유 100% 요구르트는 섞이기 쉬워서 추천하고 싶습니다. 다만 요쿠르트를 섞지 말고 물만 섞는 등 그때그때의 상황에 맞게 제조하도록 연구해 보시기 바랍니다.

여러분이 근무하는 직장의 사물함에 몇 가지 맛을 내는 단백질과 셰이커를 준비해 두기 바랍니다. 셰이커 세척용 스폰지와 행주를 준비해 두고 점점 단백질을 습관화할 수 있도록 하기 위해서 추천합니다.

우리가 평소에 컨디션을 무너뜨리는 가장 큰 원인은 감기와 독감입니다.

실은 내추럴 킬러 세포, 매크로 퍼지 등의 면역세포는 단백질로 만들어집니다. 단백질이 부족하면 면역기능 작용이 저하되므로 단백질을 충분히 섭취하는 것은 모든 사람에게 대전제 조건이라는 점도 곁들여서 말하고 싶습니다.

8

면역력을 높이는 '비타민 D'는
일광욕과 보조식품으로 보충한다

비타민 D는 뼈를 강하게 한다는 점에서 주목을 받고 있습니다. 미국과 독일에서는 몸 전체의 면역력을 높이는 영양소로도 매우 중요시하고 있습니다. 비타민 D는 면역 체계의 강력한 조정 역할을 하며 면역력을 높여 주는 물질입니다.

태양의 자외선에서 'UV-B'가 피부에 닿으면 비타민 D가 합성됩니다. UV-B는 기미나 주름 등 피부 노화와 피부암의 원인이 된다는 단점도 강조되고 있는데, 실은 비타민 D를 만든다고 하는 훌륭한 역할 기능도 담당하고 있습니다.

건강을 유지하기 위해 필요한 비타민 D를 피부로 만드는 데에는 한여름의 날씨가 좋은 날이면 오전 10시~오후 2시 사이에 15분 정도 매일 햇볕을 쬐어야 합니다(특히 햇볕이 강한 날에는 일사병에 걸리지 않도록 조절하기 바랍니다). 이것은 일 년 중에 가장 햇볕이 강한 계절이자 시간대이므로 그 이외의 계절은 매일 30분 정도 노출해야 합니다. 또한, 유리창은 UV-B를 통과하지 못합니다. 자동차와 건물의 유리창 너머로 빛을 받아도 비타민 D는 만들어지지 않습니다.

이러한 이유 때문에 매일 가능하면 밖에 나가서 양지쪽을 걸을 것을 추천하는 것입니다.

사냥과 채집으로 살았던 인류의 먼 조상들은 물론이고 농경 생활을 하면서 정착 생활을 해온 비교적 가까운 조상도 모두 온종일 밖에서 활동했기 때문에 햇볕을 충분히 쬐이며 살아왔습니다.

그러나 실내에서 생활하는 사무직 근무자가 대부분이거나, 햇볕을 싫어하는 이유 때문에 현대인은 압도적으로 비타민 D가 부족한 상황에 놓여 있습니다.

저는 얼굴과 목 이외는 자외선 차단제를 바르지 않습니다. 햇볕을 확보하기가 어려운 겨울에는 목에도 자외선 차단제를 바르지 않고, 낮 시간에는 머플러와 장갑을 끼지 않는 등 가급적이면 피부가 많이 노출되는 조건을 만들어 직접 피부로 햇볕을 받도록하고 있습니다.

한여름에도 햇볕에 피부가 타지 않도록 양팔 양다리에 검은 서포터 같은 것을 끼고, 모자에 선글라스로 완전하게 방비하고 있는 여성을 가끔 볼 수 있는데, 노파심에 말씀드리자면 비타민 D 부족으로 뼈가 약해지지 않았는지 또는 면역력이 떨어져 있지 않았는지 걱정됩니다.

어느 연구 결과에 따르면, 종교적인 이유로 머리에 스카프를 감거나 피부 전체를 천으로 덮고 생활하고 있는 중동의 여성 2,032명 가운데 60명이 비타민 D 농도가 12㎖ 이하였다고 전해지고 있습니다. 이것은 의학계에서 말하는 골다공증이나 골절, 골연화증, 구루병, 충치 등의 발병 위험과 뼈의 강도 저하가 우려되는 '비타민 D 결핍'의 수치에 해당합니다.

저는 그녀들은 평소에 식생활을 비롯한 생활 습관을 잘 모르기 때문에 태양을 피부에 노출시키지 않는 것만이 비타민 D 결핍의 원인이라고는 할 수 없습니다. 그러나 이러한 데이터도 낮에는 어느 정도 피부를 노출하고 햇볕을 받는 것이 역시 필요하다고 생각됩니다.

또한, 비타민 D를 만들기 위해서는 연어, 고등어, 참치 등 지방이 많은 생선이나 버섯을 적극적으로 섭취할 것을 권합니다.

일본 후생노동성은 음식에 의한 성인의 비타민 D의 섭취 기준을 하루 8.5 μg(340IU)으로 정해 놓고 있습니다. 그러나 이것은 햇볕을 어느 정도 받고 있다고 가정한 숫자이며, 이것만으로는 너무 부족하다고 생각됩니다.

그래서 저는 만일을 위해 보충제도 활용하고 있습니다. 후생노동성 '통합의료에 관한 정보 발신 등의 추진사업'의 '통합의료'의 정보 사이트에 따르면, 비타민 D 보충제의 안전한 섭취 상한기준은 1일 4000IU(100μg)라고 전해지고 있습니다. 그리고 저는 회사 내의 산업 의사 권유로 비타민 D-3 2000IU(50μg)를 하루에 2알 먹고 있습니다.

그 결과 놀랍게도 감기에 걸리지 않게 되었습니다.

저는 원래 자주 감기에 걸리는 체질로서 2~3개월에 한 번꼴로 감기를 앓아 왔습니다. 그러나 비타민 D가 부족하지 않도록 보충제을 복용하기 시작한 지 3개월부터 효과를 보게 되었습니다. 그동안은 감기에 걸리는 경우도 있었지만, 3개월이 지난 때부터 지금까지 계속 3년 이상 감기에 걸리지 않습니다.

감기뿐만 아니라 신체에 불편한 부위가 있으면 수면의 질도 저하됩니다. 수면의 질이 저하되면 충분한 휴식을 취할 수가 없으며, 부진한 신체 부위가 개선되기 어려워지고 부정적인 상황에 놓이게 됩니다. 물론 업무 수행 능력이 엄청 저하됩니다.

비타민 D는 뼈를 강하게 하거나 면역력을 높이는 것 이외에도 다양한 효과를 기대할 수 있다는 점에서 연구되고 있습니다. 예를 들면, 호흡기질환, 자가면역질환, 암, 당뇨병, 치매, 우울증 등을 예방합니다.

현대인이 비타민 D에 대해서 무관심한 상태로 생활하면 절대적으로 비타민 D가 부족해지고 질병의 원인이 되기도 합니다. 이러한 점을 면밀하게 살피고 비타민 D 보충 방법을 검토하기 바랍니다.

'1시간에 1회씩 작은 휴식'으로
피로를 푼다

현대의 많은 비즈니스맨이 피로를 호소합니다. 동시에 수면장애를 호소하는 사람도 늘고 있습니다. 그러나 몸을 움직임으로써 피곤해졌다면 차라리 잠을 이루기가 쉬워진다는 것입니다. 그리고 대부분은 '몸을 움직이지 않은 것'이 원인이 되어 피곤합니다.

특히 컴퓨터 작업을 하기 위해서는 어쩔 수 없이 의자에 앉아서 업무를 해야 하기 때문에 움직이지 않아서 피로가 축적됩니다.

원래 앉아 있을 때 가장 이상적인 자세는 골반, 상체, 머리 등이 똑바로 위를 향한 상태입니다. 좌선을 할 때의 모습을 떠올리면 이해하기 쉬울 것입니다.

그러나 컴퓨터를 앞에 다가가면, 아무래도 어깨를 위로 올리지 않을 수가 없습니다. 또한, 앞쪽으로 기울어지는 자세가 되기 때문에 어깨가 구부러지고 머리는 앞으로 내밀게 되어 있습니다. 특히 노트북을 사용할 경우에는 모니터가 낮은 위치에 놓여 있기 때문에 불필요하게 얼굴이 아래로 향하게 되며, 신체상에 막대한 부담을 줍니다. 얼굴을 앞으로 기울이는 시간이 길면 길수록 자동적으로 스트레이트 목이 되기 쉽습니다. 자세가 나쁘면 골반도 뒤로 기울어지는 후경(後傾) 자세를 취하게 되어 버립니다.

[그림 4-3] 앉아 있을 때 가장 이상적인 자세`

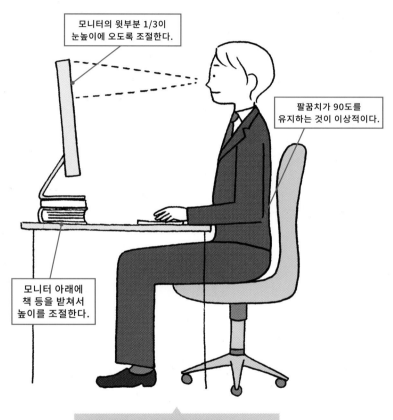

모니터의 윗부분 1/3이
눈높이에 오도록 조절한다.

팔꿈치가 90도를
유지하는 것이 이상적이다.

모니터 아래에
책 등을 받쳐서
높이를 조절한다.

한 시간에 한 차례 휴식을 취하고,
스트레칭을 한다!

제
4
장

그리고 이러한 부자연스러운 자세를 취하고 그대로 장시간 지속되면 몸은 나쁜 자세로 굳어 버려, 혈액순환이 나빠집니다. 혈액순환이 나빠지면 노폐물이 쌓이고, 온몸에 산소 공급이 충분히 이루지지 않아서 뇌의 기능이 잘 이루어지지 않고 컨디션도 나빠집니다.

이러한 현상이 사무직 근무자의 주된 피로의 원인입니다.

이와 같이 피로를 유발시켜서 침대에 누워도 몸이 굳어진 상태가 되어 목, 어깨, 팔 등이 무겁게 느껴져서 잠을 이루기가 어렵습니다. 그래서 1시간에 1회는 '작은 휴식'을 취하고 몸을 움직였습니다. 과장된 동작이 아니어도 무방합니다. 중요한 것은 작업하는 동안에 취해온 자세와는 반대 방향으로 몸을 움직여서 피로를 회복하려는 동작을 취하는 것입니다.

• 목이 앞으로 나와 있다. → 목을 뒤로 젖히고, 좌우로 움직인다.
• 새우등 자세이며 어깨가 처져 있다. → 가슴을 펴고 스트레칭을 한다.
• 전신이 위축되어 있다. → 천장을 향해서 마음껏 기지개를 켠다.

몸이 완전히 굳어 버리기 전에 이러한 스트레칭을 '자주, 반복적'으로 행하는 것이 중요합니다. 3시간에 1회, 15분 동안 하는 것보다 1시간에 1회, 1분 동안 실시하는 편이 좋습니다. 또한, 하염없이 앉아 있는 자세만을 취할 것이 아니라 가끔 일어나는 동작을 취하는 것도 중요합니다.

일에 집중하다 보면 1시간은 너무 빨리 지나 버리므로 스마트폰의 타이머 등을 활용하여 자신에게 알람이 울리게 하여 규칙적으로 운동하도록 하는 것이 효과적입니다.

또한, 컴퓨터 작업을 할 때 팔꿈치가 90도 정도를 유지할 수 있도록 의자 높이를 조정하는 것도 중요합니다(157쪽 [그림 4-3] 참조).

모니터가 낮은 위치에 있으면 아무래도 목이 앞으로 내밀어지기 때문에 책상보다 조금 높은 위치에 모니터를 올려놓으면 바람직한 자세를 취하는 데에 유리합니다. 노트북에도 별도의 키보드를 사용하고 컴퓨터의 아래에 책 등을 쌓아서 모니터 화면의 높이를 조정하는 것도 중요합니다.

'자연의 소리'를 듣는 것만으로
피로 해소를 할 수가 있다

우리가 피곤하다고 하는 증상을 자각했을 때에는 심신의 피해가 생각보다 큽니다. 사실 그 상태에서 원래의 상태대로 회복된다는 것은 매우 힘든 일입니다.

그래서 저는 피곤해지기 전에, 예를 들면 오후 3~4시경에 앞에서 설명한 산책이나 호흡법 등으로 자주 활용해서 세로토닌이 분비되도록 운동을 합니다. 이렇게 하면 건강을 되찾을 수 있으며, 체력과 기력 등이 밤까지 높은 수준에서 오래 지속됩니다.

또한, 129쪽에서 설명했던 옥시토신이라는 호르몬에 대해서 관심을 기울일 필요가 있습니다. 옥시토신을 증가시키면 세로토닌도 자동적으로 늘어납니다.

옥시토신은 누군가에게 호감을 느끼면 분비량이 많아지는 '사랑의 호르몬'입니다. 그래서 휴식 시간 등 친한 동료들과 사소한 이야기를 나누는 것은 피로 해소에 매우 효과적입니다.

옥시토신이 분비됨으로써 스트레스가 해소되며, 세로토닌 신경도 활성화되기 때문에 밝고 적극적인 신체 기능을 지속화할 수 있습니다.

아무런 동작을 취하지 않아서 기분 좋은 느낌이 5분 이상 유발되지 않으면 옥시토신은 분비되지 않습니다. 따라서 별로 말할 기회가 없는 환경에 놓인 분들은 동료들과 5분 이상 이야기를 나눌 수 있는 분위기를 만들기 위해서 역시 점심시간 등을 적극 활용하는 것도 중요합니다.

또한, 옥시토신은 '기분이 좋다'고 느끼는 순간 분비되기 때문에 휴식 시간을 이용하여 좋아하는 음악을 듣는 것도 추천합니다. 음악을 듣고 있으면 5분 정도의 시간은 순식간에 지나갑니다. 그 사이에 옥시토신이 분비되면 세로토닌이 증가하고 원기를 회복할 수 있습니다. 감상하는 음악의 장르는 각자의 취향에 따라 다르겠지만, 감정적으로 흥분되고 자극적인 록뮤직보다는 오히려 마음이 평온해지는 조용한 음악이 좋습니다.

사운드치유협회의 기타 게이치로(喜田圭一郎) 이사장에 의하면, 식물에 다양한 음악을 들려주는 실험을 실시한 결과, 자연의 소리를 들은 식물이 가장 장수하고, 그다음이 클래식, 가장 빨리 시들어 버리는 것이 록뮤직이었다고 합니다. 그 정도로 '자연의 소리'의 힘은 절대적인 효과가 있습니다.

이 사운드치유협회가 쓰쿠바 대학의 여러 연구진과 공동으로 발표한 논문 중에 〈자연의 소리를 들음으로써 옥시토신·코르티솔 농도, 심장 박동의 변화에 미치는 효과〉라는 논문이 있습니다.

이 논문에 따르면, 일본 남부의 야쿠시마와 하와이의 카우아이섬의 시냇물 소리와 폭포 소리로 구성된 힐링 사운드를 실험 대상자에게 들려준 결과, 음악을 감상하는 10분 이후부터 옥시토신과 세로토닌이 증가하고, 반대로 스트레스 호르몬인 코르티솔이 줄어들었다고 합니다.

재미있는 것은 이 실험에서는 귀마개를 하고, 또한 그 위에 깔끔한 헤드폰을 소리가 들리지 않는 상태에서 자연음을 들려준 경우에도 옥시토신의 증가를 확인할 수 있었습니다.

혹시 피부가 그것을 '느끼고' 있는지도 모릅니다. 피부과학 연구의 선구자인 덴다 고요(傳田光宏) 박사는 '피부는 제3의 뇌'라고 강조합니다.

저도 위의 사운드치유협회를 방문한 적이 있었는데, 이상하게도 협회의 출입문을 여는 순간, 제 자신도 '전신의 세포가 기뻐하고 있다'고 느꼈습니다. 어쨌든 기분이 좋아지고 전신의 긴장감이 사라져서 편안했습니다.

그 자리에 있던 식물도 밖에서는 본 적이 없을 정도로 이파리가 두꺼웠고 윤기가 있었으며 생명력이 넘치는 생생한 모습이었습니다. 그 모든 비밀이 자연음을 장시간 계속 들려준 효과라는 것입니다. 저는 너무 감동해서 현재 저의 사무실에서 시험적으로 자연음을 틀어놓고 있는데, 확실히 마음이 편안하고 피로함도 줄어들었다고 하는 효과를 실제로 느끼게 되었습니다.

이와 같이 우리의 육체와 마음은 놀랍고 민감합니다. 피곤함을 자각하고 이에 대처하는 것은 시기가 다소 늦습니다. 다행히 이 책의 독자 여러분들은 세로토닌과 옥시토신의 힘을 빌릴 수 있는 지혜가 있습니다.

밤 시간까지 최고의 신체 기능을 지속시키기 위해서, 평소에 의식적으로 세로토닌과 옥시토신을 분비시켜서 피로를 푸는 데에 대책을 세워나가기 바랍니다.

COLUMN 4
'디지털 디톡스'로 수면의 질을 높인다

이 책의 101쪽에서 '침실에 스마트폰은 반입하지 말자'고 이야기했습니다.

날이 저물고 나서 인체에 블루라이트에 노출되는 것은 잠을 푹 잘 수 있는 멜라토닌을 감소시키기 때문에 좀처럼 잠을 이룰 수 없거나 잠을 푹 잔 느낌이 없는 등 부정적인 수면 상황을 만들어 버립니다.

하물며 잠을 자기 직전에 스마트폰을 보는 행위는 멜라토닌을 감소시키는 것은 물론, 뇌를 흥분시키므로 이중적으로 수면의 질을 낮추는 인체에 불리한 작용이 일어납니다. 그래서 날이 저물면 가급적이면 스마트폰이나 PC 등의 디지털 기기를 사용하지 않도록 해야 합니다.

또한, 사시사철 1년 내내 스마트폰을 손에 쥐고 있음으로써 시력 저하, 어깨 결림, 정서불안 등 수많은 부정적인 상황에 놓인다고 하는 경고의 목소리가 도처에서 들려와도, 길거리에는 여전히 '스마트폰에 홀딱 빠진 사람'으로 가득 넘쳐 있습니다.

스마트폰뿐만 아니라 PC, 게임 등 디지털 기기를 통해 현대인의 뇌는 제어당한 상태라고 할 수 있습니다. 여기에서 스스로 주도권을 되찾지 않는 한, 본래의 양질의 수면과 충분한 수면 시간은 확보할 수가 없습니다.

과감하게 '디지털 디톡스'를 해보시기 않겠습니까?

예를 들면 다음과 같은 일을 보는 것은 어떨까요?

① 이메일에 즉시 응답하지 않고, 메일에 대응하는 횟수는 1일 3회까지

이메일의 즉시 응답은 자신이 발 빠르게 움직이고 있는 것 같으며, 실은 이메일을 발송한 상대방의 우선순위에 따라 움직이고 있을 뿐입니다. 빨리 회신하면 할수록 상대방의 답장도 빨라져서 결과적으로 항상 회신에 쫓기는 상황에 놓이게 됩니다.

게다가 정말 초를 다투는 사건이라면 전화를 해올 것입니다. 편지라는 수단으로 이메일을 보내온 단계이기 때문에 즉시 응답을 하지 말고 회신 기한이 적혀 있지 않은 경우에는 더욱 서두를 필요가 없습니다.

브리티시 컬럼비아대학이 2014년에 실시한 연구에서는 이메일 체크를 1일 3회로 제한해 온 사람은 스트레스가 크게 줄어든 것으로 나타났습니다.

또한, 응답의 개수 자체는 평상시와 변함이 없었는데 소요 시간은 20% 감소했다고 합니다.

즉 횟수를 제한하는 것이 훨씬 효과적이었다는 것입니다.

② SNS 프로그램 차단

저 자신도 'SNS 중독 백화점'이었습니다. 그래서 SNS 중독에 빠져 있었던 시기도 있었습니다. 지금도 직장에서 필요한 발신은 하지만, 의미 없는 '좋아요'를 서로 교환하는 데에 시간 낭비를 하는 불필요한 SNS 활동은 접었습니다.

그만큼 정말 만나고 싶은 사람, 좋아하는 사람을 직접 다가가서 만나게 되면 마음이 평온하게 되어 기쁨과 충실을 느낄 수 있는 시간이 늘어났습니다. 지금은 만날 기회가 제한되어 있지만, 향후 리얼 스페이스(실제 공간)에서 만날 수 있는 사람을 더 늘리고 싶은 생각은 간절합니다.

뉴스 등의 정보 앱도 대폭 삭제했습니다. 한편으로 외부에서 들어오는 정보에 휩쓸려서 불안과 인생에 대한 불만으로 머리가 꽉 차서 도대체 자신에게 무엇이 중요한지를 알 수 없게 되어 버렸다고 판단했기 때문입니다. 이대로는 자기 주도적인 '플레이어(활동인)'가 아니고, 허무한 '비평가'가 되어 버려 소중한 자신의 인생을 관조할 여유도 없을 것 같다고 느꼈습니다.

또한, 여러 가지 해야 할 일들이 항상 머릿속에 들어와서 '결단을 내리고 무언가를 시도해야 한다(그다지 중요하지도 않음)'라는 강박감에 사로잡혀서 저도 모르는 사이에 긴장감이 계속되고 스트레스가 쌓였습니다.

③ Wi-Fi 차단

Wi-Fi를 실제로 해도 곤란한 일이 발생하지 않습니다.

지금은 공공장소, 자기 집 등에서도 Wi-Fi 시스템을 설치해 두고 있습니다. 이것을 설치해 두었기 때문에 여기에 발목을 잡히고 말았습니다. Wi-Fi에 연결되었다고 해서 대단한 일을 하고 있는 것은 아닙니다. 그래서 Wi-Fi 자체를 차단해 보면 대수롭지 않은 일을 하지 않게 된 만큼, 여기에 비례해서 스스로 처리할 수 있는 시간이 늘어났습니다.

"아니야, 24시간 인터넷 환경이 없으면 안 돼!"

이런 목소리가 들릴 것 같지만, 아무런 문제가 발생하지는 않습니다. 수면 시간을 빼앗기고, 동시에 수면의 질을 떨어뜨리는 생활을 하면서도 자신의 신체 기능을 올리려는 직장인이 훨씬 더 문제입니다.

Wi-Fi가 필요할 때는 그때만 연결해서 유용하게 사용하면 됩니다.

제5장

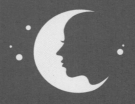

그날 피로는 그날 회복하기 위한
'밤'을 보내는 방법

1

밤에 조명을 어둡게 하지 않으면
온종일 업무 능력이 떨어진다

지금까지 설명한 것처럼 하루 동안 분비되는 세로토닌은 저녁 시간이 되면 멜라토닌이라는 수면호르몬에 바뀝니다. 그러나 저녁 시간대에 조명의 밝기에 따라 그 효력이 달라집니다.

일반적인 가정집의 조명은 200~500럭스입니다. 예를 들면 눈의 망막에 500럭스 이상의 빛이 도착하면 멜라토닌의 분비가 억제된다고 하는 연구 보고서가 있습니다. 또한, 200~300럭스 정도의 빛을 보기만 해도 멜라토닌의 분비가 줄어든다고 하는 데이터도 있습니다. 이러한 것들은 일반 가정집의 조명 아래에서 밤에 집에 있는 것만으로도 멜라토닌이 줄어든다는 것을 시사하고 있습니다. 그래서 밤에는 침실은 물론 거실, 부엌, 화장실, 욕실 등의 조명이 그다지 밝지 않는 편이 좋습니다.

또한, 조명의 밝기뿐만 아니라 조명의 '색깔'도 수면에 영향을 줍니다.

시중에서 판매되고 있는 전구와 형광등은 '주광색(가장 하얀색)', '주백색(중간색)', '전구색(오렌지색)' 등 3 종류가 있습니다. 사람들이 하루 동안 일을 할 때에는 사물이 분명하게 보이는 주광색을 선호합니다. 실제로 많은 사무실에서 이 색상의 LED나 형광등을 사용하고 있습니다. 그러나 밤에 집에서 휴식을 취할 때에는 따뜻한 '전구색'을 사용할 것을 추천하고 싶습니다.

그렇다고 할지라도, 100럭스짜리 전구 색의 불빛보다는 40럭스짜리 주광색의 불빛이 훨씬 좋습니다. 밤에는 조금이라도 어둠침침한 것이 좋으며, 다음의 조건을 참고로 해서 색감과 밝기를 고려해서 선택하는 것이 좋습니다.

가장 이상적인 조명의 조건은 호텔의 바처럼 오렌지 계열의 빛이 약간 무디(moody)하게 분위기 있게 켜져 있는 상태입니다.

서양 사람들이 사는 공간의 실내를 참고하면 많은 도움이 됩니다.

서양인은 동양인보다 눈동자의 색이 옅으며, 불빛을 눈부시게 느끼기 때문에 그들의 가정집 조명은 어둡게 설정되어 있습니다. 밝은 방에 익숙한 우리는 처음에 상당히 당황하지만, 사실은 동양인에게도 서양인이 선택하는 조명이 좋을 수 있습니다.

아침은 날씨가 아무리 밝고 빛나도 OK입니다. 화장실에서도 면도를 안전하게 할 수 있고 화장을 예쁘게 하기 위해서도 밝은 조명이 필요합니다.

그러나 저녁 시간까지 이러한 분위기를 연이어가면 곤란합니다. 욕실에서 목욕할 때 휘황찬란한 불이 켜진 화장실에서 탈의하고 드라이어를 걸어놓고 있으면 멜라토닌 분비가 격감해 버릴 우려가 있습니다.

같은 장소의 동일 공간일지라도 아침 저녁으로 조명의 밝기를 바꿀 수 있는 방법을 강구해야 합니다. 다음의 세 가지 사항을 참고로 하면 양질의 수면을 취할 수 있을 것입니다.

- 전등불을 두 개 이상 설치할 수 있다면 밤에는 하나만 켠다.
- 조명의 불빛이 너무 밝다고 느끼면 와트 수가 낮은 전구로 바꾸어 본다.
- 밤에는 별도의 간접 조명을 활용한다.

지금은 LED 전구가 대량으로 보급되었고 조명의 밝기도 불빛의 색감도 수중 스위치 하나로 조정할 수 있는 조명기구가 많이 눈에 띄고 있습니다. 그러한 것을 도입하면 아침은 희고 밝은 공간으로, 밤에는 오렌지 계열의 어두운 공간으로 간편하게 조정할 수 있습니다.

저의 집은 원래 조명의 밝기로서는 겸손한 60형 상당(전구에 "54W" 등 60에 가까운 와트가 인쇄되어 있는 것)에서 전구 색 LED를 사용하고 있었습니다. 그래서 저는 몇 년 전에 과감하게 거실, 식당, 주방, 침실, 화장실, 욕실, 화장실 등에 설치된 전등을 밤에 사용하는 영역의 조명을 모두 밝기를 조절할 수 있는 스위치로 바꾸는 공사를 했습니다. 이 공사에 몇 만 엔의 비용이 들긴 했지만, 밤에 최대한 어두운 조명에서 수면 분위기를 만족시키기 위한 실내 조명의 밝기를 조절할 수 있고, 밝기에 따라 다른 공간처럼 분위기를 느낄 수 있어서 신선감이 듭니다. 조명의 밝기를 어둡게 하고 나서 밤 시간을 보내는 휴식을 통하여 마음의 풍요로움과 행복감도 크게 상승했습니다. 그 결과 매일 빨리 집에 가고 싶을 정도였으며, 왜 진작 이러한 분위기를 만들지 않았던 것일까 하고 후회했습니다. 수면에 관해서는 멜라토닌의 분비가 느껴지기 어려운 탓인지 점점 더 이른 시간에 잘 수 있게 되었다는 느낌이 들었습니다.

이처럼 집안의 실내 불빛은 조절이 가능하지만 바깥의 불빛은 그렇지 않습니다. 간판, 네온, 신호, 자동차 라이트…… 등, 거리의 수많은 불빛이 여러분의 수면을 방해하고 있습니다. 가능하면 수면의 질을 저하시키는 그러한 불빛들을 쳐다보지 않도록 주의하기 바랍니다.

특히 도심에서 살고 있으면, 조금 편의점에 쇼핑하러 나온 것만으로도 불빛 조명을 바라보게 됩니다. 이러한 환경에 놓인 사람들은 밤에도 선글라스를 쓰고 다니라고 충고하고 싶은 마음이 간절합니다.

저녁 식사를 '취침 2시간 전에 마무리' 하는 방법

잘 알려져 있는 일이지만, 저녁 식사 후 곧바로 취침하면 신체의 장기는 소화 활동을 하고 있기 때문에 잠이 얕아집니다.

또한, 취침 직전까지 저녁 식사를 섭취하고 있으면 위장 운동이 계속되고, 다음에 설명하는 '심부 체온'도 내려가지 않습니다. 심부 체온이 내려가지 않으면 좋은 잠을 잘 수가 없습니다(자세한 내용은 178쪽 참조).

여러분이 숙면을 하고 싶으면, 저녁 식사를 마친 이후부터 취침할 때까지 적어도 2시간, 가능하면 3시간은 아무것도 먹지 말아야 합니다. 게다가 늦은 시간에 저녁 식사를 하면 살찔 가능성이 높아집니다. '비말원(BMAL1)'이라는 체내 시계를 조절하는 단백질이 밤 10시부터 새벽 2시 사이에 최대로 증가하게 되어 먹은 것이 점점 지방으로 축적되기 쉬워지게 마련입니다.

즉 비록 채소일지라도 이 시간대에는 먹지 않는 것이 좋습니다.

어쩔 수 없이 저녁 늦게 식사를 할 수밖에 없는 경우에는 저녁 식사를 2회로 나누어 먹는 방법을 강구하기 바랍니다. 즉 저녁에 주먹밥이나 가벼운 김

밥, 삶은 달걀 등 뭔가 간단하게 공복감을 때울 수 있도록 해서 취침하기 전에 '폭식'을 막는 것입니다.

수면의 질과 비즈니스의 업무 성과를 생각하면, 평일은 '어떻든 이른 시간에 영양가가 풍부하고 균형 잡힌 좋은 식사를 하는 것'이 승부의 핵심입니다. 예를 들면 밤 11시에 취침하는 사람일 경우에는 늦어도 밤 9시 전에는 저녁 식사를 끝내는 것이 바람직하므로 저녁 8시경에 영양가가 풍부하고 밸런스가 좋은 식사를 하는 것이 이상적이라고 생각합니다.

그러나 귀가 시간을 감안하면 저녁 식사 준비를 여유 있게 하지 못할 것입니다. 그렇다고 해서 패스트푸드를 사 와서 저녁 식사를 마칠 수는 없습니다. 인간의 신체를 만들고 있는 것은 매일매일 섭취하는 식사입니다. 비즈니스의 성능을 높이기 위해서는 식사 시간과 무엇을 먹을지에 대해서 소홀히 해서는 안 됩니다.

게다가 저녁 식사는 그날 하루 일과에 필요한 영양소를 충분히 보충해 나가지 않으면 안 됩니다. 아침 식사와 점심 식사 때에 섭취하지 않는 것을 보충하기 바랍니다. 그렇다면 식사 준비 시간이 부족한데, 영양가가 풍부하고 균형 잡힌 식사를 어떻게 준비할 것인가?

저는 기본적으로 혼자 식사 준비를 해야 하는데, 제가 내린 결론은 '문명의 이기를 사용하지 않은 원시인의 밥'이었습니다. 식재료를 굽고, 삶고, 데치기만 했습니다. 게다가 그 요리법은 사용하기에 편리한 조리기구를 이용해서 요리를 하는 것이었습니다. 이에 대한 대표적인 것이 '원시인 냄비'입니다. 어떤 식재료든 적당한 크기로 썰어서 냄비 하나에 넣고 냄비에 육수를 부어서 불에 데우기만 하면 요리가 완성됩니다.

또 한 가지는 '원시인 바비큐'입니다. 역시 다양한 소재를 썰어서 접시에 담아 두고 철판으로 구우면서 먹습니다.

모두 고기와 생선, 두부류, 버섯류 등 식재료를 균형감 있게 가감할 수가 있으며 조리법이 간단하기 때문에 식재료의 고유한 맛을 즐길 수가 있습니다.

사용 중인 식기가 많지 않기 때문에 설거지도 간단합니다.

남은 식재료는 다음날 아침에 된장국의 재료로 사용하면 되므로 식재료를 아깝게 버릴 상황을 만들지 않습니다.

이와 같이 평일에 저녁 식사 준비와 식사 시간을 단축하며 균형감 있는 식사를 하는 것이 최선의 식사 방법입니다. 건강을 유지하고 부족한 영양소를 보충하기 위해서 식사 준비를 철저히 하며 애매한 요리는 만들지 않습니다.

하지만 저는 요리하는 것 자체를 싫지 않기 때문에 휴일에는 거창한 저녁 식사를 만들어서 천천히 즐기고 있습니다.

3

'술자리 때문에 수면 시간을
빼앗기는 것'은 넌센스

식사뿐만 아니라 취침 직전에 술을 마시는 것도 좋지 않습니다. 가능하면 늦은 시간에 술을 마셔도 잠자리에 들기 전인 2시간 전 혹은 3시간 전에 음주 행위를 끝마쳐야 합니다.

그리고 음주량도 무시해서는 안 됩니다. 과음하게 되면 알코올의 영향에 의해 중도각성 증세가 일어나기 쉽고, 수면의 질이 현저하게 떨어집니다.

35세를 지나면 폭음은 하지 말아야 합니다. 또한, 의식적으로 술자리에 참석하는 횟수를 줄이는 것도 하나의 방법입니다.

가뜩이나 밤에 목욕도 해야 하며 다른 일들을 마무리하는 시간이 필요하므로 술자리에 가 있으면 결국은 수면 시간을 희생당할 수밖에 없습니다.

다소 과음을 했더라도 다음날 제대로 거뜬히 일어나서 일을 할 수 있었던 20대와는 다르다는 것을 스스로 직감할 것입니다. 자신의 건강을 유지하고 업무에 좋은 성과를 올리고 싶은 생각을 한다면 술자리를 줄여가는 것이 좋습니다.

앞에서 언급한 바와 같이, 한때 저도 알코올 중독에 가까운 상태에 놓여 있었습니다. 그러던 제가 술을 줄이겠다고 결심하고 우선 먼저 시도한 것은 '어떻게 하면 회식 자리에 초대받은 것을 거절할 수 있을까'에 대해서 깊이 생각했습니다. 그리고 결론적으로 찾아낸 해답은 '내가 모르는 곳에서 즐거운 일이 일어나고 있으면 안 된다'고 하는 생각에 사로잡혔습니다. 즉 저는 주변 사람들로부터 따돌림을 당해서는 안 된다는 분리 불안에 사로잡혀 있었습니다. 그러나 곰곰이 생각해 보니 회식 자리에서 거론된 이야기나 무슨 일이 있었는지에 대해서 나중에 들으면 된다고 생각했습니다.

그렇게 단념했던 것만으로도 불안감이 줄어들었으며, 제가 회식 자리에 초대되었을 때에도 참석을 거절할 수 있었습니다. 그다음에 결심한 것은 술을 마시는 사람과는 가급적이면 식사의 기회를 갖지 않는다는 것이었습니다.

저도 원래 술을 좋아하는 성격이어서 누군가가 술을 마시고 있으면 저도 마시고 싶어집니다. 그래서 그런 자리에는 굳이 끼어들지 않기로 했습니다.

집에 있을 때에도 술을 마시고 싶었었는데, 그럴 때를 대비하여 강력한 탄산수를 구비해 두었습니다. 그리고 술을 마시고 싶을 때 탄산수로 음주 욕망을 달래고 잠을 자기로 결심했습니다. 그러는 사이에 집에 있어도 탄산수를 대신 마시게 되었으며 외출해서 술을 마시는 욕망도 사라지게 되었습니다. 그러한 시간이 지속되다 보니까 식사와 목욕을 포함하여 밤 시간 내내 좋은 수면을 위해 사용할 수 있게 되었고, 컨디션도 업무 성과도 크게 개선된 것입니다. (그러나 직장인이라면 직원들의 환송회와 환영회 그리고 송년회 등의 술자리를 좀처럼 거절할 수가 없습니다. 이럴 때는 과감하게 회식 자리의 총무를 맡을 것을 추천합니다. 총무 역할을 맡게 되면 회식 날짜와 장소와 회식 종료 시간 등도 모두 자기 주도적인 방법으로 결정할 수 있습니다. 이를 성공적으로 수행해 내기 위해서는 다음의 네 가지 포인트에 주목하기 바랍니다.

① 일정: 가능하면 자신의 업무에 영향을 주지 않도록 정한다. 모임에 따른 스트레스의 회복을 원활하게 하기 위하여 회식 전후의 날에는 가능하면 저녁 약속이 없는 날에 회식날을 정한다.

② 회식 장소: 조금이라도 이동 시간을 줄이기 위해 직장이나 역에서 가까운 위치를 정한다.

③ 회식 시간: 주야장천 시간을 질질 끌며 과음하지 않고 2시간 동안 마음껏 마시기, 그리고 회식 종료 시간을 확실히 정해 놓고 회식으로 인한 회식 자리의 '감금 시간'을 최소화한다.

④ 회식 시작 시간: 최대한 이른 시간에 시작한다.

예를 들면 회사 퇴근 시간이 오후 6시라면, 근처 가게에서 오후 6시 15분에 회식을 시작하고 8시15분에 해산한다. 회식을 이렇게 진행하면 참가자끼리 서로 부담이 적고 '환송회든 환영회든 송년회든 하자!'라고 외치며 젊은 사원들도 기뻐할 것입니다. 그런데 센스 없는 사람에게 총무 역할을 맡기면 은신처 같은 곳을 회식 장소로 정하고, 더구나 장소마저 먼 곳인데다가 자신만이 알고 있는 것을 과시하고 싶어서 '회식 시간도 여유 있게 7시'에 하자고 하는 등 여러 가지 면에서 회식을 망치기 일쑤입니다. 그리고 계속 늦은 시간까지 흥청망청 마시게 됩니다. 이것이 무슨 문제를 야기시키는가 하면 여러분들도 여러 가지 생각나는 좋지 않은 추억이 있겠지만, 가장 큰 문제는 '수면 시간이 짧아진다'는 점입니다.

이러한 비효율적인 회식을 개최하기 전에, 여러분이 회식 총무를 맡아서 제압적으로 회식을 추진하는 쪽이 좋습니다.

또한 130쪽에서도 언급한 바가 있지만 어차피 참가해야 하는 회식이라면 귀찮다고 하는 생각은 지우기 바랍니다. 어차피 이미 회식 자리에 참석해 있는 시간은 감금된 자리입니다. 그렇다면 부정적인 생각을 품고 스트레스를 만들기보다는 오히려 'ㅇㅇ 씨와 친해져 보자', 'ㅇㅇ 부서와 유대를 강화해 보자'라는 등의 목적의식을 가지고 의식적으로 옥시토신을 분비시키는 시간으로 활용하는 것도 좋습니다. 실제로 눈앞에 있는 사람들과 즐거운 시간을 보낼 수 있다면 옥시토신이 분비되어 스트레스가 해소되고 활력이 Up된 상태로 귀가할 수 있을 것입니다.

그리고 집에서는 욕조에 느긋하게 '아, 오늘은 즐거웠다'라는 생각을 가슴에 품고 침대에 들어갑시다. 이러한 방법으로 회식에 참석한다면, 비록 원치 않았던 회식일지라도 피해를 최소화할 수 있습니다.

4

'38℃의 온수에 15분 동안' 몸을
담그면 졸음을 유발한다

바쁜 일정 때문에 시간이 부족하면 느긋하게 목욕하는 시간조차 생략하고 싶을지도 모릅니다. 특히 여름에는 샤워만으로 끝마치는 사람도 많을 것입니다. 그러나 한창 일하는 비즈니스맨에게 욕조에 몸을 담그는 것은 반드시 거쳐야 하는 필수 의식(儀式)이라고 생각합니다. 이러한 방식으로 목욕을 하면 수면의 질이 크게 향상되기 때문입니다.

또한, 피로 해소, 스트레스 해소에도 큰 효과가 있음으로 매일 목욕 시간은 정해진 일과 중의 당연한 스케줄로 반드시 포함하기 바랍니다.

그러면 목욕과 수면은 어떤 관계가 있는지에 대해서 살펴보겠습니다.
좋은 수면을 하기 위해 필요한 열쇠는 '심부 체온'입니다. 체온계로 측정하는 피부 체온과는 달리, 심부 체온은 몸의 안쪽(뇌와 내장)의 체온을 말합니다. 179쪽의 [그림 5-1]에도 명시되어 있는 바와 같이, 심부 체온이 내려감으로써 몸과 뇌도 서서히 휴식 단계에 접어들고, 동시에 졸음이 몰려옵니다. 즉 수면 상태에 들어가기 위해서는 '심부 체온이 내려가는 것'을 필요로 합니다.

[그림 5-1] 목욕과 심부 체온의 변화

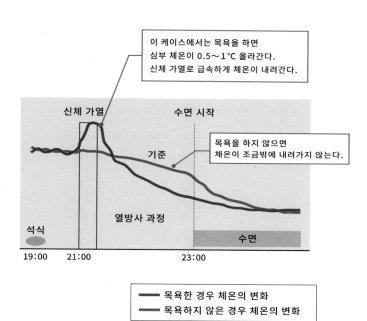

이 케이스에서는 목욕을 하면
심부 체온이 0.5~1℃ 올라간다.
신체 가열로 급속하게 체온이 내려간다.

신체 가열　　　　　수면 시작

기준

목욕을 하지 않으면
체온이 조금밖에 내려가지 않는다.

열방사 과정

석식

수면

19:00　21:00　　　　　　23:00

━━ 목욕한 경우 체온의 변화
━━ 목욕하지 않은 경우 체온의 변화

제 5 장

출처:일본수면학회 편집『수면학』수정 인용

4. '38℃의 온수에 15분 동안' 몸을 담그면 졸음을 유발한다 **179**

어린애는 원래 체온이 높은 편이며 손이 매우 따뜻하게 느껴집니다. 그리고 이러한 경우에는 즉시 새근새근 잠들어 버립니다. 손이 따뜻한 이유는 피부 표면을 통해서 열을 방출하고 있기 때문에 심부 체온은 떨어지고 있는 것입니다. 그러나 어른이 되면 일반적으로 인체의 평균 체온 자체가 어린애처럼 높지 않기 때문에 그 자체로는 체온이 내려갔다고 해도 경미한 온도 차일 뿐입니다. 한편 1℃ 이상 상승시키면 하락 폭도 커져서 원만하게 잠을 붙일 수 있습니다. 따라서 이럴 경우에 '체온이 올라간 상태'를 만들기 위해서 목욕을 하는 것은 매우 효과적인 수단입니다.

일본건강개발재단·온천의과학연구소에서는 심부 체온을 올리고 또 편안하게 목욕하는 방법을 홍보하고 있는데, 38~40℃의 목욕물에 잠기는 것을 권장하고 있습니다. 하야사카 신야(早坂信哉) 소장에 따르면 목욕 시간은 10~15분이면 충분합니다. 생각했던 것보다도 짧은 시간이라고 생각되겠지만, 이런 목욕 방식으로 충분히 혈액순환이 촉진되어 신체의 말초신경까지 산소와 영양분이 공급됨과 동시에 노폐물도 배출시킬 수 있습니다. 10~15분 욕조에 몸을 담그는 것만으로도 수면의 질을 높일 수 있습니다.

이러한 방식으로 목욕을 해서 올라간 심부 체온은 1시간~1시간 30분이 지나면 체온이 내려가기 때문에 취침 시간부터 역산해서 목욕 시간을 정하는 것이 중요합니다. 밤 11시에 취침한다면 10시까지는 목욕을 마치고 잠자리에 들기 바랍니다.

밖에서 저녁 식사를 하고 귀가해서 '피곤하니까 한시라도 빨리 자고 싶을 때'에 추천하고 싶은 목욕 방법을 알려드립니다. 집에 도착하면 가방을 내려 놓고 그대로 욕실로 직행해서 욕조에 더운 물을 채우기 바랍니다. 물이 차오르고 있는 동안에 옷을 옷걸이에 걸거나 갈아입을 옷을 준비하거나 냉난방이나 TV의 스위치를 켜고, 음료수를 마시고 있을 무렵이면 욕실에 물이 채워집니다. 피곤하다고 해서 곧바로 소파 등에 앉게 되면, 욕실에 물을 채우는 것도 귀찮아집니다. 그리고 점차적으로 시간에 억눌러 잠을 자는 시간도 늦어집니다.

또한, '발한(땀내는 것)'과 '디톡스(해독)'에 효과가 있다고 알려진 입욕제를 사용하면, 1시간 30분이 지나도 심부 체온이 내려가지 않을 수 있음으로 시간에 쫓기는 직장인에게는 추천하고 싶지 않습니다. 이러한 목욕 제품은 주말이라든가 특별한 휴식 시간에 사용하는 것이 좋습니다.

저도 다양한 입욕제를 사용하려고 했었는데, 특히 몸을 따뜻하게 하는 효과를 지닌 입욕제를 사용하면 틀림없이 잠에 들기가 어려워지거나 잠이 얕아지고, 다음날 아침 피로가 풀리지 않은 경향이 많았던 것을 기억합니다. 오랜 세월 동안 이상하게 생각했는데, 목욕에 대해서 여러 가지를 조사해 보고 연구한 결과, 수면은 심부 체온과 깊은 관계가 있다는 점을 알게 되어 그 수수께끼가 풀렸습니다.

또한, 42℃ 이상의 뜨거운 물에 몸을 담그면 교감신경이 흥분하게 되어 몸이 바짝 긴장해 버립니다. 그리고 그 결과, 심부 체온이 내려갈 때까지는 3시간 정도의 시간이 걸리기 때문에, 밤에는 적합하지 않습니다. 오히려 아침의 활기를 찾기가 어려운 사람이 정신을 가다듬기 위해서 샤워를 하거나 욕조에서 활용하면 효과적일 것입니다.

목욕하기 전과 목욕한 후에는 각각 물을 한 컵씩 마시는 것을 잊지 마시기 바랍니다. 추운 겨울에도 목욕을 하게 되면 800㎖ 정도의 수분이 몸에서 손실되는 것으로 알려져 있습니다.

'매우 지친 날'은 서슴없이
30분 일찍 자야 한다

식사를 거르지 않고, 항상 매일 목욕을 하고, 그리고 세로토닌 만들기에 신경을 쓰면 수면의 질을 높일 수 있다고 할지라도 긴장감이 넘쳐흐르는 비즈니스 현장에 있으면 때로는 '녹초가 되는 날'도 있을 것입니다.

몹시 지쳐 있을 때 중요한 것은 이러한 컨디션을 방치하지 않고 그날그날 쌓이는 피로는 그날그날 즉시 회복시키는 것입니다. 그런데 이러한 것을 방치하면서 몸이 피곤하더라도 참고 견디면서, '피로는 주말에 느긋하게 회복하자'라고 미루게 되면 그 시기에 즈음해서 며칠간 신체 기능은 확실히 떨어집니다.

또한, 그렇게 피곤할 때 처리해야 할 업무도 많이 쌓여 있을 것이지만, 컨디션이 좋지 않은 상태에 놓이면 업무 능력도 제대로 발휘되지 않습니다. 무리해서 일을 해결하려고 하기보다는 무엇보다도 우선 컨디션을 회복하기 위해서 신경을 써가며 최선을 다하는 것이 좋은 결과로 이어질 것입니다.

그러면 어떠한 방식으로 '보디 리세팅(신체 재조정)'을 하면 좋을까요?

저의 경우는 매우 지치고 피곤할 때에는 오후 6시 퇴근과 동시에 서둘러 회사를 나옵니다. 그리고 저녁 7시 이전에 저녁 식사를 끝마칩니다. 그러나 퇴근 후 귀가해서 하루를 마무리하기에는 시간이 별로 촉박하지 않기 때문에 퇴근길에 소화가 잘되는 소바 종류로 식사를 하고 집에 돌아옵니다.

집에 도착하면 가방을 놓고 욕실로 직행해서 욕조에 목욕물을 채웁니다. 그 후 옷을 갈아입거나 다음날 출근 준비를 하는 사이에 욕조에 물이 채워지면 38~40℃의 정도의 목욕물에 10~15분 정도 몸을 담그고 목욕을 합니다. 그리고 욕실에서 나와서 1시간 정도 한가로이 휴식 시간을 보내고 평소보다 1~2시간 일찍 잠을 잡니다. 이렇게 하면 그다음 날 아침에는 피로를 쫙 풀리고 신체도 가볍게 느껴집니다.

여러분도 몸 상태가 별로 좋지 않다고 느껴진다면 대충대충 보내는 평상시보다 30분이라도 좋으니 일찌감치 잠을 청해보시기 바랍니다.

여러 가지로 바쁘고 스트레스가 쌓여 있을 때에는 평소에 잠을 자는 방식으로 잠을 자면 피로 해소가 불가능합니다. 그렇다고 해서 다음 날 기상 시간을 재조정하기 위해 알람을 맞추고 빠듯하게 잠을 자게 되면, 제3장에서 언급한 바와 같이 상쾌하게 맞이해야 하는 소중한 아침 맞이 세레모니를 충분히 거치지 못하고 일과를 시작하게 되어 그날그날의 사이클이 점점 무너지게 됩니다.

게다가 비록 수면 부채를 상환하고 한창 일하는 직장인은 이러한 피로 해소 방식을 방치하면 또다시 새롭게 수면 부채가 쌓이게 됩니다. 조금이라도 피곤함을 느끼면 평소보다 30분 빨리 잠을 자는 습관을 길들여서 스스로 컨디션을 회복하기 바랍니다.

'단란한 밤 시간'으로 하루를
행복으로 마무리한다

제2장에서도 설명한 바와 같이 평상시 밤 시간에 자신이 혼자서 사용할 수 있는 시간은 극히 제한되어 있습니다. 저녁 식사를 마치고 목욕도 끝낸 후 남은 시간은 불과 1시간 정도입니다. 여러분은 이 소중한 시간을 어떻게 보내고 계십니까? 이 시간에 스마트폰이나 게임기 등을 손에 들고 '블루라이트' 불빛에 노출되거나 격렬한 근육 트레이닝 운동을 하면 하루를 마무리하는 노력은 물거품이 됩니다. 독서도 밝은 불빛 아래에서 하기 때문에 별로 추천하고 싶지 않습니다. 특히 추리소설 등 다음 내용이 어떻게 전개되는지 궁금하고 신경이 쓰이는 책은 뇌를 흥분시킵니다.

최대한 좋은 잠을 자려면 마음을 평온하게 하는 것이 가장 좋습니다.

만일 그날에 걱정, 불안, 분노, 슬픔 등 부정적인 감정을 품거나, 일을 너무 많이 하여 머리가 지근지근하게 되면, 퇴근하고 돌아가는 길에 숨을 한 번 내쉬고 세 번 들이키는 '3호 1흡법'으로 호흡하면서 귀가하면 기진맥진한 몸과 지근지근한 머리가 어딘가로 사라지게 되어 마음과 머리가 리세팅됩니다.

저 역시 빨리 기분 전환을 하고자 해서 출근할 때뿐만 아니라, 퇴근할 때에도 반드시 '3호 1흡법'으로 호흡하면서 집을 향하고 있습니다.

또한, 어떠한 일이 있어도 여러분이 실행해야 할 것은 밤에 옥시토신을 분비시키는 일입니다. 가족과 함께 있다면 반드시 단란한 시간을 보내기 바랍니다. 거리낌 없이 가족과 편안히 보내는 것은 옥시토신을 증가시키는 계기가 됩니다. 또한, 이때 반드시 대화를 필요로 하지는 않습니다.

옥시토신은 세로토닌의 분비를 높여 주는 사랑의 호르몬이기 때문에 옥시토신이 분비되면 하루의 끝을 행복한 기분으로 보낼 수 있습니다. 또한, 스트레스 중추에도 작용하여 좌절한 기분을 없애 주거나 완화시켜 주는 역할도 합니다. 가족과 좀처럼 화목한 분위기를 보낼 수 있는 여건을 마련할 수 없는 분들은 관계 회복을 위하여 노력을 하거나, 개나 고양이 등 반려동물을 길러서 단란한 밤 시간을 이용하여 교감의 기회를 갖기 바랍니다.

혼자 사는 분이라면 친정이나 친구에게 전화를 걸어도 좋고, 다른 사람과의 커뮤니케이션을 싫어하는 사람은 반려동물과 장난을 치거나 대화를 해볼 것을 추천합니다. 옥시토신은 함께 있기 편안한 상대방 혹은 반려동물과 5분 이상 교감하게 되면 자연스럽게 분비됩니다. 이런 경우에는 서로 대면하지 않아도 되며, 전화 통화를 해도 옥시토신이 분비되지만, 이메일이나 문자 주고받기 등의 채팅으로는 분비가 되지 않음으로 이 점을 유념하기 바랍니다.

어쨌든 밤에는 자신의 내면에서 '사랑스러운' 기분을 불러일으키는 것이 중요합니다. 지금을 살아가는 현대인이 건강한 정신을 유지하려면 옥시토신의 힘을 사용하는 것이 과학적으로도 가장 이상적인 방법이라고 할 수 있습니다. 저도 이런 시간을 갖게 되고 나서부터 몸도 마음도 많이 편해질 수 있었습니다.

7

자기 전에 '악어 포즈'로
전신의 긴장을 푼다

저는 일찍이 다이어트를 할 목적으로 저녁 식사 후에 집 주변에서 조깅에 몰입한 적이 있었습니다. 조깅을 하면 '피곤하지만 잠을 잘 잘 수 있을 것'으로 생각하고 상당히 열심히 뛰었는데 오히려 잠들기가 어려웠고 잠도 얕아서 피로가 풀리지 않는 상태가 계속되었습니다.

지금 생각해 보면 제가 당연히 판단을 잘못했다는 것을 알 수 있습니다. 잠을 자기 전에 운동을 열심히 했기 때문에 교감신경이 긴장되어서 수면의 질을 저하시켰습니다.

게다가 도회지에 거주하고 있는 제가 조깅을 했던 코스는 밤인데도 대낮처럼 밝은 장소였습니다. 음식점이나 편의점의 간판, 자동차 라이트, 신호등의 불빛 등이 아무래도 시야에 들어와 멜라토닌도 줄었으며, 더욱이 힘든 운동을 하는 바람에 이중적인 악영향으로 인해서 몸이 흥분된 상태가 되어 잠을 잘 수 있는 분위기와는 멀어져 버린 것입니다.

그러나 덧붙여서 말한다면, 밤에 운동하는 것은 그 자체가 나쁜 것은 아닙니다. 저도 컴퓨터 작업으로 딱딱해지기 쉬운 몸을 풀기 위해서 일주일에 한

두 번 정도 헬스클럽에 다니며, 근육 트레이닝과 유산소 운동을 했던 적도 있습니다. 그러나 이러한 운동은 취침 전 3시간 이내에 끝내는 것이 좋습니다. 그리고 취침 전에 전신을 풀어 주는 스트레칭을 하는 정도로 가볍게 스트레칭을 하는 것이 좋습니다.

목욕을 함으로써 혈액순환이 잘 되게 하는 정도로 가볍게 지친 몸을 풀어 주는 것이 오히려 좋은 방법 중의 하나입니다.

제가 추천하고자 하는 것은 요가 동작의 하나인 '악어 자세'를 기본 동작으로 하는 매우 간단한 스트레칭입니다. 침대에 누워서 코로 호흡을 하면서 실시합니다(188쪽 [그림 5-2] 참조). 우선 위를 향하여 양팔을 자연스럽게 벌리고 한쪽 무릎을 세웁니다. 다음에, 세운 무릎을 반대쪽으로 기울이고 얼굴 방향은 무릎과는 정반대로 향하게 합니다. 그러면 등과 허리가 반대로 뒤틀리게 되어 혈액순환이 잘되고, 동시에 신체에 긴장이 가해질 것입니다. 이 상태 그대로 10초 동안 기분이 좋다고 생각될 정도로 계속 포즈를 취합니다. 호흡은 들이마시는 것보다는 내쉬는 동작에 중점을 두면서 천천히 호흡하는 것이 좋습니다. 이 동작을 좌우로 양쪽으로 번갈아서 실시합니다. 한쪽 무릎을 세운 상태에서 실시하기가 어렵다면 무릎을 굽혀서 해도 OK입니다.

어쨌든 이 운동을 할 때에는 양쪽의 두 어깨가 가급적이면 바닥으로부터 들리지 않도록 해서 스트레칭 효과를 높이기 바랍니다.

[그림 5-2] 악어 포즈

포인트 얼굴은 무릎을 접어서
바닥에 댄 쪽과 반대 방향을 향한다.

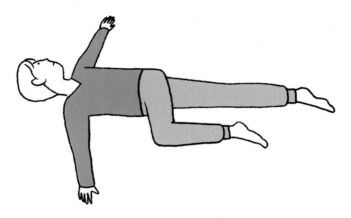

동작을 취하는 방법

❶ 위를 향해 양팔을 자연스럽게 펼치고, 한쪽 무릎을 세운다.

❷ 세운 무릎을 반대쪽으로 기울이고,

   얼굴은 무릎 반대쪽을 향해 10초 동안 유지한다.

❸ 반대의 경우도 마찬가지로 실시한다.

   ※졸린 경우에는 몇 초씩 자세를 유지하면 OK!

포인트 천천히 심호흡을 하면서 동작을 하면 최고!
등 부위가 뒤틀려서 혈액순환이 좋아진다.

물론 완벽한 동작을 취하지 않아도 괜찮습니다. 몸이 굳어서 딱딱한 남성은 운동을 하는 처음에는 전혀 다른 포즈를 취하게 될지도 모릅니다. 포즈를 흉내 내는 정도로도 일정한 효과를 얻을 수가 있으며, 운동을 하고 있는 사이에 점점 몸이 부드러워진다는 것을 느낄 것입니다. 기분이 좋다고 느끼고 있는 상태에서 그대로 잠을 자게 되면 최고의 효과를 보는 셈입니다.

수면의 질을 높이기 위해 상당히 다양한 포즈와 동작을 시도했지만 가장 쉽고 효과가 높은 것이 바로 이 '악어 포즈'였기 때문에 저는 매일 밤 이 동작으로 수면 스트레칭 운동을 시행하고 있습니다.

잠자리에 누워도 잠을 잘 수 없을 때 '잠자는 비법'

지금까지 잠들 때까지의 시간 사용에 대해 다루어 왔는데 막상 잠을 자려고 해도 잠이 오지 않을 때가 있습니다.

일본 전체가 열광했던 럭비 월드컵 첫 경기에 출전할 시기에 즈음해서, 타무라 유우(田村優) 선수는 너무나 긴장해서 며칠 동안 잠을 자지 못했다고 합니다. 기히라 리카(紀平梨花) 선수도 피겨스케이팅 전 일본 선수권대회에 출전하기 전날 전혀 잠을 못 잤다고 이야기한 적이 있었습니다.

그들처럼 자기의 종목에 수많은 경험을 쌓은 일류 선수조차도 경기 도중에 기량을 발휘하기 위해서는 '잠을 푹 자야 한다'고 생각은 했지만 잠을 이루지는 못했습니다. 그렇게 생각하면 생각할수록 잠을 못 이루는 법입니다.

불면증 증세가 엿보이는 사람은 매일매일 이런 상태가 지속됩니다. '어제도 그제도 잠을 충분히 잘 수 없었기 때문에 오늘은 반드시 자야 한다'고 생각해 보지만, 오히려 자신을 강박감으로 내몰기 때문에, '잠을 자지 않으면 안 된다'라고 하는 강박감으로부터 벗어나서 휴식을 취해야 할 필요가 있습니다.

이 문제를 해결하기 위해서는 우선 '졸음이 올 때까지' 침대에 들어가지 않아야 합니다. 만일 졸음이 밀려와서 침대에 갔는데 20분이 지나도 잠을 이룰 수 없는 경우에는 일단 침대에서 나와야 합니다.

잠들 때까지 시간이 걸리면 기분상으로도 초조해지고 또 더욱더 잠을 잘 수가 없게 되고, 잠들 때까지 시간이 걸리는 만큼 잠이 얕아지기 때문입니다.

그러면 침대에서 나와서 무엇을 해야 할까요? 빈번하게 잠 못 이루는 날이 계속 연이어지는 분은 평소 '잠 못 이루는 날에 본인 스스로 낮에 했던 일'을 목록으로 적어 보도록 해보기 바랍니다. 그렇게 하지 않으면, 곧바로 스마트폰을 손에 쥐고 불필요한 사태를 심화시키게 됩니다.

목록에 기록해야 하는 것은 무언가에 깊이 생각을 하지 않은 채, 그냥 멍한 상태로 할 수 있었던 일을 나열해 보기 바랍니다. 그리고 시간이 있으면 하고 싶은 일이 있지만, 일부러 그것 때문에 낮 시간을 할애하고 싶지 않았던 일을 적어 보기 바랍니다.

예를 들면 빨래를 정리하거나 책을 정리하거나 하는 일은 간단한 작업으로 큰 능력이 필요 없기 때문에 추천합니다. 이때 '그 책을 어디에 두었지?' 라고 하는 생각을 떠올리고 전깃불을 켜고 여기저기를 찾고 있는 동안에 교감신경이 자극을 받아 점차적으로 눈이 뚜렷해지고 선명한 상태가 됩니다. 그래서 '잠을 못 이루는 때'를 대비해서 물건을 고정적으로 배치해 두는 장소를 정해 두는 것이 좋습니다.

잠을 이루지 못하는 직장인이라면 출근하기 위해 집을 나설 때 매일 신고 다니는 구두를 닦아도 좋은 소일거리입니다. 평소에는 구두의 얼룩을 닦아 내는 정도로 신발 관리를 했는데, 잠을 이룰 수 없는 시간을 이용하여 정성스럽게 닦아 보기 바랍니다. 그러다 보면 잠시 후에 지쳐서 잠이 오고, 아침에 일어나서 출근하려고 신발을 바라보면 반짝반짝 빛나 있어서 일석이조입니다.

이러한 노동을 할 마음이 내키지 않는 날에는 희미한 불빛 속에서 조용한 음악을 듣는 것도 좋을 것입니다.

또 졸리지도 않은데 침대에 가서 어떤 일이 일어나는지 설명해 보겠습니다. '졸리지 않았는데 잠을 자기 위해 침대에 간다 → 잠이 오지 않아서 초조해진다 → 더욱더 잠들기가 어려워진다 → 잠이 들어도 얕은 잠을 자게 되는' 악순환에 빠지게 됩니다. 앞에서 이야기한 바와 같이 침대에 들어가서 잠들기까지 시간이 길어질수록 얕은 잠으로 이어지게 되는 것입니다.

덧붙여서 여러 날 동안 잠들 수 없는 분은, 이 침대는 잠을 이루지 못하는 곳이라고 심리적으로 입력해 버릴 가능성이 있습니다. 다른 곳에서 자거나 침대의 위치를 이동시켜서 잠을 이룰 수 있도록 궁리해 보기 바랍니다.

마음에 품어 온 것을 써 본다

수면에 대해서는 프로 강사임을 자처하는 저 역시 '오늘은 좀처럼 잠자기가 어렵다'고 느껴질 때가 있습니다. 이런 때에는 대부분 수면에 몰입하는 것 이외에 다른 일에 무엇인지 마음이 쓰이고 있기 마련입니다.

업무적인 일, 가족에 대한 고민, 건강 혹은 돈에 관한 문제 등등 여러분들도 뭔가 걱정이 되거나 좌절하거나 초조한 고민거리가 있을 수 있습니다. 그러한 것들이 일단 머릿속에서 맴돌기 시작하면 '안 되겠다. 그러한 것들을 잊고 자야겠다'고 생각해도 잘 안 됩니다.

이럴 때를 위해서 평소에 머리맡에 노트와 펜을 놓아두는 것도 하나의 방법입니다. 그리고 마음에 품어온 다양한 것을 메모해 둡니다. 그렇지 않으면 불안감은 막연하게 생겨나고 그것이 불필요하게 부풀려져서 불안함이 커지게 됩니다. 그리고 마치 뭔가 큰일이 날 것 같은 생각이 듭니다.

어쨌든 여러분의 마음에 무엇이 신경 쓰이는지 메모해 보면 어떨까요?

문제를 명확하게 명시해 버리면, 그 순간 상당히 안정감을 취하게 됩니다. '명확하게 메모해 두었으니까, 이제부터는 뒤죽박죽 생각하지 말고 내일 일어나서 대처하면 된다'고 하는 합리적인 판단을 내릴 수도 있을 것입니다.

그럼에도 불구하고 여전히 진정되지 않으면 이것을 해결하기 위해서 해결 방향이나 스케줄 등을 생각하면서 메모해 둡니다. 이 상황까지 이르게 되면 '이제 남은 것은 잠자는 일'뿐입니다.

예를 들면 건강진단 결과가 좋지 않아서 재검사를 받으라고 연락이 왔을 경우, 걱정이 되고 궁금해서 좀처럼 잠들지 못하게 됩니다. 이럴 때 '대장암 재검사를 받으라고 하지만, 대변의 채혈로 실시하는 검사는 실수도 많이 나온다고 하니, 지금 걱정해 봤자 아무런 소용이 없다. 대장 내시경으로 정밀 검사를 하면 된다'라고 메모해 두면 심리적으로 안정되기 때문에 걱정할 필요가 없습니다. 아직도 여전히 신경이 쓰이면 좀 더 꼼꼼하게 계획을 세워보기 바랍니다. '재검사 날까지 기다리지 말고 ○○ 선생에게 상담해 보자. 내일 점심시간에 전화로 예약하고 가능하면 내일 중으로 진찰을 해보고, 내일 여유가 없으면 모레는 갈 수 있을 것이다.'

이 단계까지 메모하면서 계획을 세우다 보면 기분도 상당히 안정될 것입니다. 또한, 업무에 대한 고민은 마음 정리와 그 문제에 대해서 언제 어떻게 처리할지를 결정하기 위해 행하는 것입니다. 중요한 것은 작업을 용이하게 처리하는 찾아보는 것이 포인트입니다. 어둠 속에서 멍한 머리로 메모하기에 적합하고 글쓰기 쉬운 크기의 노트와 쓰기 쉬운 펜을 준비해 두는 것이 좋습니다.

COLUMN 5
잠을 자기 전에 '블루라이트'는 수면을 빼앗는 천적

이곳에 숙면을 취하기 위하여 다시 한번 강조하고 싶은 것이 있습니다.

그것은 밤에 스마트폰 등에서 나오는 '블루라이트 화면'을 보는 것은 잘못된 생활 습관입니다. 여러 번 강조했기 때문에 여기에서 '왜 또다시 강조하는가?'라고 소홀히 생각할지도 모르지만, 그만큼 반복적으로 목소리를 높여 말하고 싶은 데에는 이유가 있기 때문입니다.

'블루라이트'는 태양 빛에도 포함되어 있기 때문에 블루라이트의 화면을 보는 순간 인간의 뇌는 '지금도 여전히 낮 시간'이라고 착각해 버리는 것입니다. 그 결과 모처럼 만들어진 숙면을 위한 수면호르몬인 멜라토닌이 줄어듭니다. 그리고 블루라이트가 망막에 닿는 것만으로도 교감신경을 자극하고 결과적으로 잠자리에 접어드는 것을 방해하거나 수면의 질에 부정적인 영향을 끼칠 위험도가 높아집니다. 특히 자기 전에 블루라이트를 보면, 우선 숙면을 취할 수 없다고 생각해야 합니다.

한편 비즈니스를 비롯해서 현대인들의 생활에 스마트폰은 필수 도구인 것은 의심할 여지가 없습니다. 그렇기 때문에 스마트폰에 휘둘리지 않는 규칙이 필요하다고 생각합니다.

밤 시간대에 어떻게 스마트폰으로부터 해방되어 보낼 수 있는지는 그 사람이 사회에서 평범한 일반인과 다른 존재가 될 수 있는지의 여부를 결정짓는다고 해도 무방할 것입니다.

하지만 '밤에는 일체 스마트폰을 사용하지 않는다'고 생각하는 것은 현실적이지 않습니다. 밤 시간이지만 스마트폰을 통해서 '알고 싶은 것이 있는데 스마트폰을 사용할 수 없다'고 단호하게 자제하면 오히려 역효과를 유발할 수 있습니다. 너무 무리하지 않고 가능한 범위에서 스마트폰의 굴레를 벗어나도록 해야 합니다.

결국은 163쪽에 명시된 바와 같이, 디지털 디톡스(디지털에 의한 불면증)를 해결하기 위해서 '침실에는 스마트폰의 충전기조차도 들여놓지 말자'라고 결단을 내리고 싶지만, 우선 먼저 실천해야 할 일은 침대에 스마트폰 자체를 반입하지 않아야 합니다. 침대에 누워 뒹굴면서 유튜브를 보는 것을 좋아하는 사람이 많습니다. 여러분도 그들 중 한 사람일지도 모릅니다.

그러나 그로 인해 여러분의 뇌는 침대의 역할을 '신나게 유튜브를 보면서 기분을 편안하게 하는 장소'라고 착각합니다. 그리고 밤늦게까지 잠들지 않고 유튜브를 즐겁다고 보게 되는 것입니다.

저도 스마트폰에 빠지기 쉬운 성격을 지니고 있어, 안 되는 줄 알면서도 한때 침대에서 유튜브에 열중했던 시기가 있습니다. 그러면 좀처럼 잠을 들 수 없고, 자기 전에 피로가 증가하고, 일어나도 여전히 피곤하는 등 악순환에 빠지게 되었습니다. 그런데 그것이 정말 좋지 않다고 하는 점을 알고서부터는 단호하게 침대로 향할 때에는 스마트폰을 손에서 떼어 두게 되었습니다.

우리는 디즈니랜드 근처를 지나가면 즐거운 기분이 들고, 장례식이 있는 것을 목격하면 마음이 엄숙해집니다. 제 자신이 직접 거기에 참여하는 것도 아닌데도 뇌는 각각의 시점에서 자동으로 이미지를 지정하고 있는 것입니다.

자신의 뇌를 신체의 일부로 간주하고 가벼이 여겨서는 안 됩니다. 뇌의 작용을 면밀하게 살펴야 할 필요가 있으며 내편으로 만들어야 합니다.

침대에는 아무것도 반입하지 않도록 해서 뇌에게 불필요한 이미지를 안 겨주지 않도록 해야 합니다.

뇌가 '침대는 오로지 잠을 자기 위한 것'이라고 기억하도록 해야 합니다. 침대를 바라본 것만으로도 졸리도록 인지하게 해야 합니다.

제6장

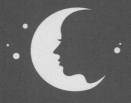

'다음 날 신체 기능에 직결되는 수면'을 위한 환경 만들기

수면을 부르는 '온도 · 습도의 설정 포인트'

좋은 수면을 취하기 위해서는 물론 침실 환경이 매우 중요합니다. 지금 처해 있는 조건에서 최적의 환경을 갖출 수 있도록 여러 가지 방안을 강구하기 바랍니다.

제5장 194쪽에도 명시한 바와 같이 먼저 침실에는 스마트폰을 들고 가지 않도록 해야 합니다. 곁에 있으면 무심코 손에 들고 열어 보게 될 것이고, 그러게 되면 블루라이트에 노출되어 버립니다.

또한, 스마트폰의 충전은 침실과 떨어진 장소에서 실시하는 것이 최고의 방법입니다. 아직 졸리지 않을 때 거실 등에 충전기를 옮겨 두기 바랍니다. 스마트폰을 알람시계로 대신하고 있는 분들은 알람시계도 따로 준비해 둡시다.

저의 경우는 충전기를 주방으로 옮기고 침대에서 스마트폰을 보지 않으려고 한 순간 커다란 변화가 왔습니다. 아침에 일어났을 때 '눈, 뇌, 목, 어깨 등의 이상한 피로'가 아니라 '왠지 모르는 행복감'이라는 것을 느낄 수 있게 된 것입니다. 여러분들도 실제로 이러한 방법을 시도해 보면 잠을 푹 잘 수 있었다고 실감하게 될 것이고, 어딘가 평온하고 만족스러운 기분이 들 것입니다.

다음으로, 온도와 습도도 수면에 매우 큰 영향을 끼칩니다.

숙면을 위한 침실 온도는 겨울에는 온도 16℃ 이상, 여름에는 26℃ 이하가 가장 적절하다고 합니다. 어디까지나 평균적인 기준이며 사람에 따라 상당히 차이가 있을 수 있습니다. 습도는 겨울·여름 모두 50~60%를 유지하는 것이 최적으로 알려져 있습니다.

겨울에는 미리 원하는 온도로 침실을 따뜻하게 유지하고 가습기를 이용해서 쾌적한 공간을 만들어 놓으면 숙면에 도움이 됩니다.

저의 집에서는 특히 추운 밤에는 가습기뿐만이 아니라, 이불 건조기로 이불 속을 따뜻하게 해둡니다. 그렇게 하면 발끝이 차갑지 않아서 잠들기에 좋은 이불 속의 온도를 만들 수 있습니다.

그러나 자기 직전까지 따뜻하게 하면 이불 속이 너무 뜨거워 체온을 낮추는 데에 방해가 되기 때문에 잠자기 30분 정도 전에 스위치를 꺼두면 좋을 것입니다.

여름에는 서슴없이 에어컨을 사용할 것을 추천합니다. 에어컨 바람이 직접 피부에 닿지 않도록 날개를 위쪽으로 향하게 해두면 좋습니다. 바람 부는 방향이 천장을 향하는 선풍기를 함께 사용하면 실내 공기가 순환되고 또한 쾌적한 온도를 유지할 수 있습니다. 저는 두 대를 사용하고 있습니다.

또한, 제습기로 습도를 조절할 수 있으면 가장 이상적입니다. 지금 소형·온도습도계를 하나 가지고 있으면 좋습니다. 저는 알람시계 모양의 온도·습도계를 가지고 있어 유용하게 활용하고 있습니다.

또한, 온도 20℃ 이상이고 습도가 50~60%라는 상태가 독감에 걸릴 확률이 낮다고 하는 보고서가 있습니다(201쪽 [그림 6-1] 참조).

여러분도 잠에서 깨어났을 때 목이 아프면 '혹시 감기에 걸린 것이 아닌가?'

하고 의심스러워할 때가 있을 것입니다. 독감과 감기는 자고 있을 때 걸리지 않도록 주의해야 합니다.

보통 낮 시간 동안에는 의식이 있기 때문에 물을 마시기도 하고 입을 다물 수도 있으며, 세균이나 바이러스가 입에 들어간다고 해도 타액(침)과 함께 위로 넘어가게 되어 강력한 위산의 힘으로 거의 살균됩니다. 그런데 수면 중에는 아무래도 입을 벌리고 잘 수도 있고 또한 침도 적어서 구강이 말라 있어 세균이나 바이러스가 목의 점막에 붙어 번식하기 쉽습니다.

숙면을 위해서나 감기 예방을 이해서도 실내의 온도와 습도를 알맞게 조절해서 설정해 두는 것은 매우 중요합니다.

소음이 신경 쓰여서 잘 수 없는 경우의 대책

또한, 소리도 신경이 쓰입니다.

수면 중에는 40데시벨(도서관 등에서 사용하는 소리의 측정단위) 이하의 조용한 분위기를 유지하면 좋습니다. 생활 소음이 들려오면 좀처럼 잠을 들 수 없고, 잠자는 도중에 잠에서 깨어나 버립니다. 또한, 잠을 함께 자는 파트너가 코를 골면 신경이 쓰여서 잠을 잘 수 없는 사람도 많을 것입니다.

어쨌든 소리가 걱정되면, 우선 138쪽에서 소개한 귀마개를 착용하기 바랍니다. 수면을 위한 귀마개로써는 ② 폼(스펀지) 타입과 ③ 실리콘(점토) 타입을 추천합니다. 개개인의 귀 크기와 취향 등의 느낌은 사람에 따라 차이가 있음으로 시험해 보고 자신에게 맞는 것을 찾아서 사용하는 것이 좋습니다.

또한, 귀마개를 하고 있어도 알람시계의 소리 볼륨을 크게 설정하면 안심하고 잘 수 있습니다.

[그림 6-1] 온도·습도와 인플루엔자 바이러스의 생존율

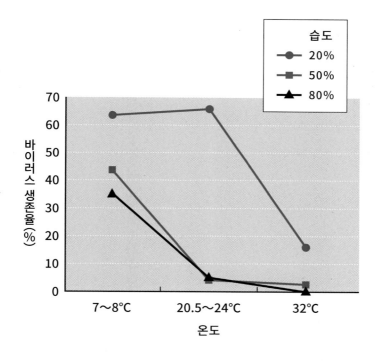

출처:G.J. Harper: J Hyg (Lond). 1961 Dec; 59(4)를 참고하여 작성

'인체에 진정 효과가 있는 향기'도
수면을 위한 소중한 필수품

숙면을 취하기 위해서 쾌적한 환경을 만들기 위한 것 가운데에는 향기를 빠뜨릴 수가 없습니다. 이 향기를 맡으면 푹 잘 수 있다고 하는 수면제 같은 것은 없지만, 좋아하는 향기에 감싸여 있으면 행복한 기분을 느끼게 됩니다. "아, 향기가 좋다!" 하고 느끼며 잠을 잘 수 있는 것은 매우 풍요로운 일입니다. 그리고 그 향기를 맡음으로써 뇌가 '이제 곧 자야겠군!' 하고 헤아리는 동안에 잠이 올 정도로 습관화되면 잘된 일입니다.

구체적으로는 편안하고 마음을 진정시켜 주는 효과가 있는 향기가 좋을 것입니다. 라벤더, 베르가못, 레몬, 재스민, 제라늄, 캐머마일, 샌들우드, 프랭킨센스, 일랑일랑 등을 추천합니다.

또한, 삼나무와 노송나무는 교감신경을 억제한다는 데이터가 나와 있습니다. 아로마 오일로 즐길 뿐만 아니라 침실의 바닥을 이러한 목재로 인테리어를 하면 최고입니다. 그렇지만 좋아하지도 않는 향기를 무리하게 침실에 퍼지게 하면 오히려 숙면을 방해합니다. 어디까지나 자신의 취향을 우선으로 해야 합니다.

예전에 제가 스트레스로 인하여 잠들기가 어려웠을 때, 라벤더와 베르가못의 아로마 오일을 베개의 덮개 안쪽에 몇 방울씩 떨어뜨리고 잔 적이 있었습니다. 이들은 매우 편안한 부적 같은 향기를 발산해 줍니다. 아로마는 아무리 씻어도 향기가 남게 되어 굳이 사용하지 않습니다.

복잡한 전문적인 기구를 준비하지 않아도 아로마 오일을 베개 커버에 서너 방울 떨어뜨리는 것만으로도 여성은 물론 남성도 충분히 잠을 즐길 수 있습니다(오일의 종류에 따라 얼룩이 지워지지 않는 것이 있을 것으로 예측되기 때문에, 베개 커버 뒷면에 사용하지 않는 면으로 된 손수건을 깔고 거기에 떨어뜨려 머리맡에 놓아두는 등의 방법을 시도해 보기 바랍니다).

향기는 여성만이 사용하는 것으로 인식되어 있지만, 여기에 얽매이지 말고 침실 환경을 만들기 위해서 다양하게 사용할 수 있는 방도를 궁리해 봅시다.

이렇게 숙면을 위해 할 수 있는 여러 가지 방법이 있는데, 어쨌든 중요한 것은 '침실은 단 한 가지 잠을 자는 장소'라는 인식을 뇌에 각인시켜 주는 것입니다.

원룸에서는 특별히 침대만 따로 배치되어 있는 방이 없는 경우에도 침대 주변에는 성스러운 장소, 즉 '성소(聖所)'라고 간주해야 합니다.

침대에서 데굴데굴 뒹굴거나 눕기에는 편안하지만 침대는 놀이터가 아닙니다. 아무리 피곤해도 침대에 외출복을 벗어서 집어던지거나 해서는 안 됩니다. 침대에서 양반다리를 하고 컵라면을 홀짝거리며 먹는 것도 상식 이외의 행동입니다.

잠을 자는 장소를 소중히 하는 것만으로도 수면의 질은 확실히 달라집니다.

깊은 잠을 잘 수 있는
'잠옷의 황금률'이란?

당신은 평소에 잠옷을 입고 주무십니까?

혹시 스웨터 등의 실내복이나 운동복으로 대체하고 있을지도 모릅니다. 남성의 경우에는 티셔츠에 트렁크를 입고 자는 분도 많을 것입니다. 그러나 수면의 질을 고려하면, 역시 잠옷이 훨씬 효과적입니다. 단지 어떤 잠옷이든 좋은 것은 아니며 잠옷을 선택할 때에는 몇 가지 점검 사항이 요구됩니다. 저는 예전에 잠옷과 룸웨어 브랜드를 디렉션했던 적이 있으며, 이때 국내와 유럽의 잠옷을 철저하게 연구했습니다.

이런 연구를 통해 '수면을 위한 잠옷'에는 다음 두 가지 포인트가 중요하다는 결론을 얻게 되었습니다.

① 신축성이 있어야 한다(원단이 잘 늘어난다)

우리는 취침 중에 몇 번이나 뒤척거립니다. 신축성이 없으면 그때마다 몸이 옷에 억눌리고, 잠이 얕아집니다.

예를 들면 거즈는 많은 사람에게 기분 좋은 소재로 인식되어 있기 때문에, 여러 군데의 메이커가 잠옷 소재로 해서 제품을 출시하고 있습니다. 그러나 거즈는 원래 상처나 골절 등을 고정시키는 소재이므로 오히려 신축되지 않도록 할 수 있습니다. 취침 시에는 뒤척거리기가 옹색하다는 약점이 있음으로 수면의 관점에서 거즈 소재의 잠옷은 실내복 정도로 입는 편이 좋을 것입니다.

② 습기를 잘 빨아들이는 흡습·발산성이 높아야 한다(땀을 잘 흡수한다)

겨울철에도 취침 중에는 땀이 꽤 많이 나기 때문에 그것을 흡수해서 발산해 주는 소재로 만든 잠옷이 좋습니다. 그렇지 않으면 땀이 피부에 착 달라붙어서 불편할 뿐만 아니라 잠이 얕아집니다.

'최고의 잠옷'을 검색해야 했던 적이 있어서 일본과 유럽의 다양한 잠옷 40~50벌 정도를 조사하고 난 후에 내린 결론을 알려드립니다. 신축성, 흡습성, 발산성을 생각하면 '면 95%. 폴리우레탄 5%' 정도의 면 소재가 주된 혼합 소재를 추천합니다. 폴리우레탄이 조금 들어감으로써 신축성이 좋아집니다.

또한, 가격은 조금 비싸지만, 유럽에서 수입한 모달 50% 이상의 제품은 얇고 촉감이 좋은 데다가 신축성이 풍부하고 착용감이 최고입니다. 물론 수면의 쾌적함을 높여 줍니다(모달은 너도밤나무로부터 추출해서 만든 레이온의 일종으로 실크와 비슷한 성질을 가진 합성섬유입니다).

또 폴리우레탄이 많이 섞인 것 등 합성섬유가 주된 소재로 제작된 잠옷은 추천하기가 곤란합니다. 흡습성 및 발산성이 낮기 때문에 몸이 무더워서 잠에서 일어났을 때 마치 난로에서 잔 것 같은 나른함과 피로감이 남아 있습니다.

실크도 꾸준히 인기가 있지만, 평직(平織)으로 제작한 실크 제품은 잘 미끄러져서 자고 있는 사이에 상의도 바지도 모두 밑단이 몸을 감아 오르거나 잘 벗겨져서, 신체 노출도가 높아서 감기에 걸리기 쉬운 제품입니다.

　가장 이상적인 잠옷은 '모달 50% 이상'이며, 두 번째는 '면 95%, 폴리우레탄 5%' 정도가 섞인 소재로써 긴 소매와 긴바지, 그리고 한 사이즈 큰 잠옷입니다. 더위를 많이 타는 남성은 여름에 긴 소매와 긴바지 차림의 잠옷을 입고 자는 것은 생각할 수 없는 일이라는 반응을 보이는 사람도 있습니다.

　그러나 여름에도 직물은 얇은 것을 소재로 한 긴 소매 긴바지 차림의 잠옷이 좋습니다. 그 이유는 취침 중에 흘린 땀을 빨리 흡수해 주기 때문입니다. 반 소매 반바지 차림의 잠옷으로 잠을 자게 되어 팔이나 다리에 흘린 땀을 방치해 두면 끈적끈적하고 불쾌한 느낌을 주기 때문에 잠이 얕아지기 쉬운 데다가 땀이 증발할 때 필요 이상으로 체온을 낮추어 감기에 걸리기 쉽습니다.

　또한, 몸에 꼭 맞는 사이즈보다 한 사이즈 큰 것을 선택하여 수면 시에 몸을 움직여도 넉넉하게 몸을 감쌀 수 있는 것이 좋습니다. 최근에 배가 나온 분은 타이트한 허리 고무줄도 느슨하게 하시기 바랍니다. 어쨌든 잠옷이 몸을 조이는 일이 없도록 해야 합니다.

　촉감도 무시할 수 없습니다. 촉감이 반들반들, 고슬고슬, 푹신푹신 등등 선택 취향은 각자 개개인에 따라서 다르겠지만, 피부에 닿았을 때 촉감이 불쾌감을 안겨주면 편안하게 잠을 잘 수가 없습니다. 따라서 실제로 만져 보고 기분 좋은 것을 선택하는 것이 좋습니다.

　그런데 사실은 이러한 조건을 충족시켜 주는 잠옷을 쉽게 만날 수 없습니다. 저도 일 년에 1벌 있을까 말까 하는 정도입니다. 따라서 제품을 고르다가 '바로 이거다!'라는 느낌을 주는 잠옷이 있을 때에는 다소 비싸더라도 구매하는 것이 좋습니다.

저는 비즈니스 출장에도 신체 기능을 염두에 두고 '나의 잠옷'을 챙겨 가지고 갑니다. 아침에 일어났을 때 피곤한 느낌을 주는 요인은 각각 다르지만, 호텔의 잠옷에 비해 '집에서 챙겨 가지고 간 나의 잠옷'이 피로를 푸는 데에 현격한 도움을 줍니다. 그런 효과를 보고 싶을 정도로 각자에게 맞는 잠옷을 찾아야 합니다.

4

수면의 질을 좌우하는 '매트리스' 선택의 3가지 포인트

요리할 때에 좋은 재료를 갖추기만 해도 특별히 정성을 들이지 않아도 맛있는 요리가 완성됩니다. 이와 같은 맥락으로 최고의 수면 효과를 유발하는 성능을 지닌 침구를 준비하면 그만큼 수면의 만족도가 훨씬 올라갑니다.

그런데 침구는 식재료와 같은 소모품이 아니라 오래 사용할 수 있는 내구재에 준하면서 '절친한 파트너'입니다. 바겐세일 제품의 거래 가격 등에 휘둘림을 당하지 않고 자기 체질과 취향에 맞고 질 좋은 것을 선택하기 바랍니다.

침구 가운데에 많은 사람이 가장 신경을 쓰는 것은 베개입니다. '베개가 바뀌면 잠을 못 이룬다'고 하는 이야기를 자주 듣습니다. 그렇지만 베개보다 중요한 것이 매트리스나 이불입니다.

일반적인 경우라면 우리 인체의 체중 가운데 머리가 8%, 머리를 제외한 상체가 15%, 엉덩이가 44%, 허벅지에서 하반신이 15% 정도 차지하고 있습니다.

[그림 6-2] 이상적인 수면 자세

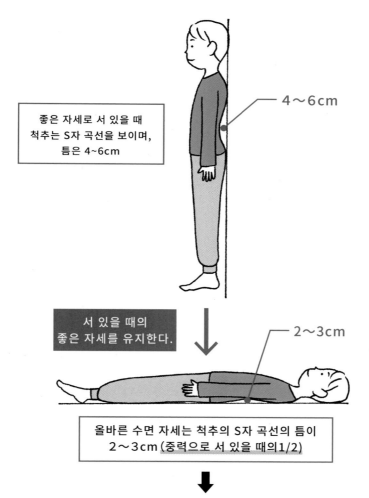

4~6cm

좋은 자세로 서 있을 때
척추는 S자 곡선을 보이며,
틈은 4~6cm

서 있을 때의
좋은 자세를 유지한다.

2~3cm

올바른 수면 자세는 척추의 S자 곡선의 틈이
2~3cm(중력으로 서 있을 때의1/2)

뼈, 근육, 내장, 혈액순환, 림프의 흐름……
가장 쾌면하기 쉬운 자세는 '몸 전체에 부담이 적은 자세'

그리고 취침 시에 전신을 지탱하고 있는 매트리스나 바닥에 까는 요도 매우 중요합니다. 그래서 지금 현재 몸에 맞지 않는 것을 사용하고 있으면 수면의 질을 떨어뜨릴 뿐만 아니라, 심한 경우에는 요통이나 어깨 결림을 일으키는 경우도 있습니다.

가장 이상적인 것은 자고 있을 때에도 서 있을 때처럼 아름다운 자세를 유지하는 것입니다. 209쪽의 [그림 6-2]에서 제시한 바와 같이 우리가 가장 이상적인 기립 자세를 취하면 허리 부위에 4~6㎝ 정도의 '곡선형의 틈새'가 있습니다.

취침 시에는 중력에 의해 이 곡선형의 틈새의 사이즈가 그 절반인 2~3㎝가 되는 것이 가장 자연스럽습니다. 이러한 신체 자세가 되면 뼈, 근육, 내장, 혈액순환, 림프의 흐름 등 몸 전체에 부담이 적은 자세로 숙면에 많은 도움이 됩니다.

매트리스와 이불 및 베개는 이 자세를 유지해 주는 것을 선택하는 것이 중요합니다. 이러한 침구들은 모두 신발을 선택할 때와 마찬가지로 실제로 피팅(fitting)을 해볼 필요가 있습니다.

매트리스나 요의 피팅은 직접 그 위에 누워 본 다음에 포인트를 확인합시다(211쪽 [그림 6-3] 참조).

① 온몸의 힘이 자연스럽게 빠지는지를 확인한다.(빠지지 않는다면, 너무 딱딱하다고 할 수 있다.)
② 매트리스가 등에서 허리에 걸쳐 딱 맞거나 허리에 위화감이 없는지를 확인한다.
③ 누워 있을 때에 좋은 자세로 섰을 때와 마찬가지로 자세가 되어 있는지를 확인한다.(허리가 너무 함몰되면 부드럽고 뒤척일 때 너무 딱딱함을 느낀다.)

[그림 6-3] 매트리스 피팅 포인트

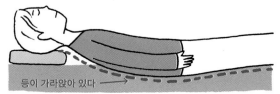

| 너무 부드러운 경우 | 잠을 자다 보면 감싸인 것처럼 기분이 너무 좋아서 지장이 있으므로 선택하지 않도록 주의! |

등이 가라앉아 있다 →

☑ 깊이 가라앉아 있어 잠을 자는 도중에 몸을 뒤척이기 곤란하다. ➡ • 몸을 뒤척일 때마다 잠이 얕아진다.
• 몸이 V자 형태로 꺾이게 되어 요통을 앓기 쉽다.

| 너무 딱딱한 경우 | 잠을 자다 보면 신체가 펼쳐져서 건강에 좋을 것처럼 느껴지므로 잘못 선택하지 않도록 주의! |

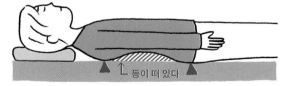

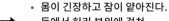

↑ 등이 떠 있다

☑ 허리가 휘어지거나 S자 곡선 아래에 손이 들어간다. ➡ • 몸이 긴장하고 잠이 얕아진다.
• 등에서 허리 부위에 걸쳐 떠 있기 때문에 요통을 앓기 쉽다.

가장 적절한 매트리스 경도는……

☑ 누웠을 때 온몸의 힘이 자연스럽게 빠지는 느낌이 든다

☑ 등에서 허리에 걸쳐 몸이 메트리스에 딱 맞는다

☑ 좋은 자세로 서 있을 때와 똑같은 자세로 누워 있게 된다.

③의 동작의 확인 시에는 옆에 있는 누군가에게 신체 상황을 보여 주고 의견을 들어가며 확인하면 좋을 것입니다. 또한, 잠자리에서 뒤척이기가 편안한지를 확인합니다.

양쪽 무릎을 약간 구부리고 좌우로 뒤척여 봅니다. 너무 부드러우면 몸을 뒤척이기가 어렵습니다. 또 마른 체형의 여성은 다소 부드러운 메트리스 쪽이 적합하지만, 남성의 경우는 근육질 체형, 통통한 체형 등과 관계없이 체중이 있음으로 딱딱한 쪽이 좋습니다. 또한, 튀어오르는 반발력이 낮은 저반발(低反撥) 매트리스는 이름 그대로 받쳐 주는 힘이 약하고 몸이 함몰되기 때문에 뒤척이기가 어렵고 좋은 자세가 무너져 버립니다.

이와 반면에, 감싸주는 듯한 편안함이 있기 때문에 잠시 휴식을 목적으로 사용하기에는 좋습니다. 다만 실제로 잠이 든 후에 깊은 수면을 지속하기가 쉽지 않기 때문에 수면용 매트리스와 이불로 사용하는 것으로 추천하기가 곤란합니다. 매트리스나 요를 선택할 때 많은 사람은 짧은 시간에 대충 누워보고 그 즉시로 판단되는 느낌으로 결정하기 쉽습니다. 그러나 짧은 시간에 느껴지는 순간의 편안함과 즐거움으로 제품을 선택하면 긴 시간 잠을 자는 침구를 선택하는 적합한 방법이 아니기 때문에 주의가 필요합니다.

베개의 선택은 '소재, 높이, 폭'이 중요 포인트

기본적으로 베개, 매트리스, 요 등은 함께 선택하는 것이 좋습니다. 왜냐하면, 그 강성에 의해 베개에 머리를 얹은 때의 높이도 달라지기 때문입니다. 베개가 조금 불편한 경우에는 현재 사용하고 있는 매트리스 제품명과 매트리스의 상태, 즉 딱딱함과 푹심함의 정도를 직원에게 알려주고 베개를 선택하기 위해서 상담을 해보기 바랍니다.

우선 기본적으로 베개는 자신이 좋아하는 소재를 선택하는 것이 무엇보다도 가장 좋습니다. 예를 들면 '배게 속에 메밀껍질이 들어 있지 않으면 싫다'고 하는 선택기준을 가지고 있는 경우입니다. '그런 베개가 아니면 잠을 잘 수가 없다'라고 한다면, 이와 같은 자신의 선택 이유를 중요시해야 할 것입니다.

그러나 호텔 등지에서 사용되는 같은 깃털을 집어넣은 배게는 신중하게 판단하고 선택해야 하며, 그다지 추천하고 싶지 않습니다. 외형상으로는 그야말로 기분이 좋아 보이며, 또 순간적인 촉감이 좋아 보이지만 머리가 깊숙이 파묻히고 목이 안정되지 않아서 몸을 뒤척이기가 어렵습니다.

기본적으로는 머리와 목을 확실하게 지탱해 주는 우레탄으로 만든 제품으로써, 어느 정도 딱딱한 느낌이 드는 것을 추천하고 싶습니다.

다음으로 염두해야 할 것은 베개의 높이가 적합한 것을 선택해야 합니다. 앞에서 언급한 가장 이상적인 자세를 기억해 보면 그 이유를 알 수 있습니다. 베개를 사용하는 상황에서도 그 자세가 계속 유지되는 것이 중요합니다.

여성은 남성보다 나지막한 베개가 적합할 수 있지만, 목이 긴 여성은 다소 높은 베개를 선택하고 목이 굵고 짧은 남성은 높이가 낮은 베개가 좋다고 생각합니다.

베개 선택 기준으로서는 다양한 높이의 베개를 몇 가지 방법으로 체험해서 호흡이 충분히 가능한지, 옆으로 누웠을 때 편안한 느낌이 드는 것을 판단 포인트로 하면 좋을 것입니다. 옆모습은 누군가에게 한 번 보도록 하거나 직원에게 스마트폰으로 촬영을 부탁해서 그 사진을 보고 판단해도 좋을 것입니다.

215쪽의 [그림 6-4]에서 설명하는 바와 같이 너무 높은 베개를 사용하면 목이 가슴 쪽으로 구부러져서 코를 골기 쉽습니다. 또 옆에서 보았을 때 이중턱이 되면, 베개가 지나치게 높다는 증거이므로 절대로 선택해서는 안 됩니다. 반대로 너무 낮으면 입이 벌어진 상태로 잠을 자게 되어 감기에 걸리기 쉽습니다. 그리고 낮은 베개는 호흡하기가 어렵고 어깨와 목이 결리기 쉽습니다. 다시 한번 설명하지만, 누워 있는 자세도 서 있을 때와 같은 자세를 유지하는 것이 가장 좋습니다.

계속해서 잠을 잘 때를 가정해서 실제로 몸을 뒤척이기가 쉬운지 아닌지를 확인하는 것이 중요합니다. 취침 시의 몸동작을 체크하는 기준은 209쪽에서 설명한 방법을 참고하기 바랍니다.

[그림 6-4] 베개 선택 방법

지나치게 높은 경우

턱을 너무 당기게 된다.
(턱이 느슨해지거나
   이중턱이 된다)

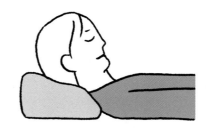

너무 높으면 왜 안 되는가?

- 기도가 막혀 호흡이 어렵기 때문에 잠이 얕아진다.
- 코를 골기 쉽다.
- 목에 통증이 생기거나 어깨가 결리기 쉽다.
- 목에 주름이 생기기 쉽다.

지나치게 낮은 경우

턱이 너무 위를 향하게 된다.
(입이 열리는 경우도 있고,
   멍청하게 보일 수도 있다)

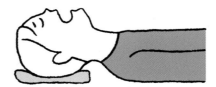

너무 낮으면 왜 안 되는가?

- 기도가 막혀 호흡이 어렵기 때문에 잠이 얕아진다.
- 입이 열려 목구멍이 건조해지면 바이러스가 침투하여 감기에 걸리기 쉽다.
- 목에 통증이 생기거나 어깨가 결리기 쉽다.

딱 좋은 높이는 ……

- 가장 호흡하기 쉽고,
- 누워 있는 옆 얼굴이 가장 아름답다!

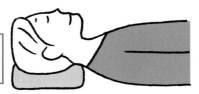

제6장

수면 시에 몸을 뒤척이며 자유롭게 움직일 수 있는지의 여부를 고려하면, 머리 크기의 2.5~3배 정도의 폭이 있는 것이 가장 이상적입니다. 이 정도의 폭이 없으면 몸을 움직일 때 머리가 베개에서 바닥으로 떨어질 우려가 있기 때문입니다.

수면에 빼놓을 수 없는 '이불'의
선택과 유지 보수

이불의 소재는 면, 폴리에스테르, 거위 털 등이 있습니다.

예전에는 무거운 솜이불이 주로 많이 사용되었지만, 요즈음은 편안하게 잠을 자기 위해 깃털 이불을 사용하는 사람이 늘고 있습니다.

거위 깃털이 매력적인 이유는 '천연 에어컨'이라는 말이 설명해 주는 바와 같이 온도와 습도를 자동으로 조절해 주는 기능이 탁월하기 때문입니다. 자고 있는 동안 땀에 젖으면 깃털(깃털에 돋아나 있는 미세한 안쪽 깃털)이 닫혀서 습기를 내보내는 통로를 만들어 습기를 배출하고, 추울 때에는 깃털이 열려서 공기의 단열층을 늘리게 되어 열을 방출하지 않도록 해주는 기능을 합니다.

우리가 편안하게 수면을 취하기 위해서 사용하는 이불 소재로는 깃털 이외에 '더 이상 좋은 소재는 없다'고 단언할 수 있습니다. 저도 일 년 내내 깃털 소재로 된 이불을 애용하고 있습니다.

그리고 폴리에스테르 소재의 이불은 직접 몸에 덮으면 난로에서 자고 있을 때처럼 후덥지근한 공간에서 자는 듯한 느낌을 주기 때문에 이불 등의 침구류는 천연 소재로 만든 이불을 덮고 자는 것을 추천합니다.

좋은 이불은 10년에 한 번 정도 구매했던 가게에 다시 청소 및 유지 보수를 받으면 100년은 덮고 잘 수 있습니다. 쾌적한 수면을 원하신다면 가격이 비싸더라도 깃털로 된 이불을 구매할 것을 추천합니다. 그리고 비싼 제품을 구매하는 만큼 신중하게 생각해서 좋은 이불을 선택하는 데에 성공하기 바랍니다.

여기서 깃털에 관하여 자세히 설명하겠습니다.

깃털은 다운 재킷의 소재로도 사용되고 있기 때문에 '깃털 = 다운'으로 인식하고 있는 사람이 많을지도 모릅니다. 그러나 220쪽의 [그림 6-5]에서 설명하는 바와 같이 실제로는 다운(down)과 페더(feather) 등 두 종류가 있으며, 깃털을 추출하는 오리 종류의 생체에도 구스(goose)와 덕(Duck) 등 두 종류가 있습니다.

구스는 거위입니다. 구스의 간은 푸아그라로서, 즉 거위 간으로서 식재료로 사용되어 식용으로 알려져 있기 때문에 매우 유명합니다. 덕은 집오리이며, 북경오리로도 알려져 있으며 유명합니다. 따라서 깃털은 원래 따지고 보면 식용으로 사육된 물오리의 부산물입니다. 가격 면에서는 덕 깃털보다 구스 깃털이 더 비쌉니다. 왜냐하면, 그 이유는 구스는 덕보다 사육 기간이 길기 때문에 사료비와 인건비 등의 비용이 더 높아지기 때문입니다.

또한, '구스 다운'은 '덕 다운'보다 가볍고 부드럽습니다. 덕은 잡식동물이지만 구스는 초식동물이기 때문에 깃털의 냄새도 강하지 않은 점에서 이불 소재로서는 장점이라고 할 수 있습니다.

이 두 생체로부터 모두 두 종류의 깃털, 즉 다운(down)과 페더(feather)를 추출할 수 있습니다. 페더 깃털은 깃털 축이 있으며 탄력이 강하고 한눈으로 보아도 새의 날개 모양을 하고 있는 모습을 확인할 수 있습니다.

한편 다운 깃털은 민들레의 솜털처럼 무성한 털인데 새의 가슴에서 자라고 있습니다. 물새는 강이나 연못의 차가운 물속에서 장시간 보내고 있습니다. 따라서 찬물에서 내장을 보호하기 위해 가슴에서 배꼽 부분의 깃털이 진화하여 보온성이 높은 다운(down), 즉 솜털로 되어 있는 것입니다. 게다가 물새는 자연 속에서 더운 계절도 보내야 하기 때문에 다운(솜털)은 보온성이 풍부할 뿐만이 아니라 열을 방출해 낼 수 있도록 되어 있습니다. 또한, 장시간 동안 비행할 수 있도록 매우 가볍습니다. 그래서 이불의 소재로도 다운이 많이 들어 있는 침구가 훨씬 좋습니다.

가격이 비싼 제품은 거위 털을 사용한 것으로, 다운 95% 이상의 제품입니다. 적어도 다운 85% 이상의 제품 혹은 가능하면 다운 90% 이상 제품을 추천합니다.

또한, 원래 사용해 온 깃털의 양에 따라 이불의 온기가 달라집니다.

덕(집오리)도 구스(거위)도 동물이기 때문에 약간의 냄새가 나게 되어 있습니다. 특히 가격이 저렴한 제품에서 나오는 냄새가 더 강한 경향이 있습니다. 냄새가 강한 제품은 아래의 깃털을 세척했을 때에 충분히 헹구지 못했기 때문이며, 오염 부분이 충분히 제거되지 않을 수 있었기 때문에 알레르기가 있는 분은 특별히 피하는 것이 좋습니다.

신뢰할 수 있는 업체의 제품을 실제로 만져 보고, 냄새를 맡아 가면서 구매하는 것을 권장합니다. 가격은 최소 몇 만엔 이상의 제품을 고르시기 바랍니다.

깃털 생산 지역은 헝가리와 폴란드가 유명하지만 프랑스, 덴마크, 러시아 그리고 중국 등도 유명합니다. 북위 50도에 해당하는 추운 지역에서 생산되는 깃털이 효능이 좋기 때문에 유명합니다.

제품이 저렴하지 않고, 또한 매일매일 잠을 잘 때 사용하게 되는 소중한 파트너이므로 구매 가격을 타협하거나 흥정하면서 오히려 좋지 않은 제품을 구매하지 않도록 충분히 주의를 기울여서 구매하시기 바랍니다.

[그림 6-5] 이불의 소재

깃 털 이 불 소 재

식용으로 사육된 물새의 부산물로
깃털을 활용

거위   오리

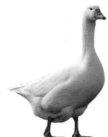

- 가볍고 따뜻하다
- 부드럽다
- 가격이 비싸다

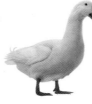

- 거위에 비해 냄새가
  강한 느낌이 있다
- 가격이 저렴하다

다운과 페더

깃털 이불에는 다운과
페더가 들어 있다

다운(down)   페더(feather)

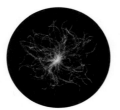

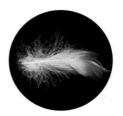

- 가슴 부위에 있는
  민들레 솜털처럼 무성한 부분

- 이른바 새의 날개가 '페더'

7

이불은 '계절별로 바꾸어
덮는 것'이 정답

한마디로 '깃털 이불'이라고 해도 여러 가지 제품이 있는데, 가장 따뜻한 것이 'down comforter'입니다. 싱글 사이즈를 기준으로 해서 깃털이 1.1kg 이상 들어가 있어서 매우 따뜻하기 때문에 겨울에 사용하기에 적합합니다.

한편 봄여름 같은 따뜻한 계절에는 'skin comforter'와 'downket'이라는 제품이 사용하기 좋습니다. 여기에는 깃털이 0.25~0.4kg 들어가 있습니다.

이 두 종류의 중간에 해당하는 것으로는 '두툼한 이불'이 있고, 깃털은 0.6~0.8kg이 들어 있습니다. 날씨가 조금 쌀쌀한 가을이나 초봄에 사용하기에 적합합니다. 또한, '얇고 부드러운 이불'과 '깃털 이불' 두 장을 함께 사용하는 것을 전제로 한 '듀엣 타입' 혹은 '포시즌 타입'이라는 제품도 있습니다. 계절에 따라 개별적으로 사용할 수 있고, 이것을 모두 합치면 '깃털 이불 종합 세트'가 갖추어지므로 이것이 마련되어 있으면 일 년 내내 잠을 잘 때마다 충분히 골라서 사용할 수 있습니다.

다만 두 장을 겹쳐서 사용하면 직물의 무게도 두 장 분량의 무게입니다. 그만큼 무거워지기 때문에 구매하는 예산이나 이불의 수납 장소가 한정되

제
6
장

어 있는 사람에게만 적합한 단점이 있습니다만, 잘 구매해 두면 수면에 많은 도움을 줄 것으로 확신합니다. 현재 살고 있는 장소나 주거 형태에 따라 차이는 있지만, 기본적으로 사계절이 뚜렷한 지역에서는 계절에 따라 두 장 모두 가지고 있는 것이 편리합니다.

예를 들면 철근 콘크리트로 된 아파트에서 생활하는 사람은 봄여름에는 '얇고 부드러운 이불', 겨울에는 '두툼한 이불', 그리고 단독주택이나 목조 건물 주택 등에 거주하는 사람은 봄여름에는 '얇고 부드러운 이불', 그리고 가을 겨울에는 '깃털 이불'을 추천합니다.

온수난방 도구나 전기담요는
'자기 전'까지

제5장에서 설명한 바가 있는 심부 체온에 대해서 다시 한번 다루자 합니다. 우리들은 심부 체온이 내려감으로써 원만하게 잠에 들 수 있다는 설명을 했습니다. 바꾸어 말하면, 심부 체온이 내려가지 않으면 잠을 잘 들 수가 없다는 것입니다. 여기에서 유념해 주었으면 하는 것은 전기담요와 같은 보온 기구를 사용하는 데에 알아야 할 주의사항입니다.

한겨울의 추운 계절에는 침대도 차갑기 때문에 전기담요 침구를 따뜻하게 해두고 싶은 심정은 알 수 있습니다. 그렇지만 실제로 잠자리에 들기 전에는 반드시 스위치를 끄는 것이 좋습니다.

전기담요를 끄지 않고 따뜻한 상태를 지속시킨 채 잠을 자면 심부 체온이 내려가지 않아서 잠 들기가 나빠지고, 취침 중에 온도 때문에 들뜬 상태가 되어서 수면의 질이 낮아집니다. 잠에서 눈을 떴을 때에는 실수로 난로에서 잠을 잔 것 같은 피로감과 나른함을 떨칠 수가 없습니다.

온수난방 기구 등은 자연스럽게 온도가 내려가는 기구로써 침대에 있는 것 자체가 수면을 방해하는 요소 중의 하나입니다. 그리고 몸을 뒤척이기가 어려워지기 때문에 수면을 취하기 직전에는 제거해야 합니다.

또한, 양말을 신은 채로 잠을 자는 것은 좋지 않습니다. 정말로 매우 나쁜 습관입니다. 우리가 체온을 낮출 때에 인체의 어느 부위에서 방열하느냐 하면 손바닥과 발등입니다. 양말을 신고 있으면 발등의 방열을 방해하기 때문에 체온을 떨어뜨리기가 어렵습니다.

따라서 양말이나 레그 워머(leg warmer)를 신고 있다가 체온 따뜻해지면 침대에 들어가기 전에 벗어야 합니다. 온수난방 기구뿐만 아니라 양말이 침대에 있는 것 자체가 좋은 수면을 방해합니다.

제일 좋은 수면을 위한 준비로서는, 199쪽에서 설명한 바와 이불 건조기를 이용하여 미리 이불을 따뜻하게 유지하는 것입니다. 혹은 양털로 된 깔판 패드를 깔아둘 것을 추천합니다. 신체 특히 등이라든가 혹은 신체 표면의 따뜻함을 유지하면서도 발등과 손바닥의 방열을 방해할 수 없기 때문에 심부 체온이 내려가게 되어 쾌적한 수면에 도달할 수 있습니다.

한편, 수면 시에 더위에 대한 대응은 어떻게 해야 할까요? 실내 온도에 대해서는 에어컨을 적극적으로 사용해야 한다고 저는 생각합니다. 땀범벅이 되어가면서 알몸으로 자는 것보다는 적정 온도를 유지하는 방에서 긴 소매, 긴바지 차림의 잠옷을 입고 자는 것이 땀을 흡수하고 발산시키는 면에서 훨씬 유리하고 더 깊은 잠을 잘 수가 있습니다.

또한, 아이스팩을 넣은 깔개 패드가 판매되고 있습니다. 정말로 더위를 타는 분은 이러한 제품이 적합하고, 그다지 더위를 타지 않는 분은 평소에 면 종류의 깔개 이불을 까는 침대 바닥에 면 대신 대마를 까는 것만으로도 시원함을 느낄 수 있습니다.

COLUMN 6
가족(룸메이트)은 '따로 자는 것'이 최고이다

보다 더 편안한 수면을 취하기 위해서는 가족 등의 동거인과 대화를 주고 받는 것은 필수입니다. 서로 사랑하는 파트너라면 같은 침대에서 자고 싶다고 생각하는 것은 자연스러운 수면 방식입니다. 그런데 함께 잠을 자다가 이로 인해서 서로 숙면을 방해하는 경우가 있는 것도 사실입니다.

예를 들면 함께 잠을 잘 때 코를 골거나 이를 갈며 자는 소리, 그리고 몸을 뒤척이다가 서로 거추장스럽게 수면 중에 몸을 부딪치게 되는 등의 원인으로 인해 함께 자는 두 사람 모두가 편안하게 잠을 이룰 수가 없습니다. 경우에 따라서는 상대방의 잠버릇 때문에 잠에서 깨어 버릴 수도 있습니다.

이러한 현상이 발생하는 것은 누구의 잘못도 아닙니다.

또한, 남녀는 체온이 다르므로 '냉난방 전쟁'이 일어나기도 합니다. 특히 여름철에는 냉방 스위치를 켜는 남성과 끄는 여성 사이의 '온도 전쟁'이 밤새도록 반복될 수도 있습니다.

이것 또한 누구의 잘못도 아닙니다. 그래서 이러한 수면 도중에 '무의식적 전쟁'이 일어나게 될 정도라면 냉정하게 서로 대화를 나누어 보는 것도 문제를 해결하기 위한 하나의 방법입니다.

다시 말하면, 남녀는 근육의 양과 신장, 체중 등 체격이 다르기 때문에 각자에게 맞는 매트리스의 종류도 달라집니다. 같은 방에서 잠을 자더라도 매트리스는 따로 선택하는 편이 더 좋습니다.

물론 파트너십은 숙면만큼 소중하게 간직되어야 하므로 그것을 무너뜨리는 본말전도식의 '분리 수면'을 강요하는 것은 무리라고 생각합니다.

중요한 것은 누구의 잘못도 아니므로 여기에 사로잡혀서 불안해 할 필요는 없으며 좌절하지 마시기 바랍니다.

수면 환경이나 수면에 대해서 좌절감을 느끼면 그 자체만으로도 수면의 질이 떨어집니다. 파트너가 코를 골거나 이를 가는 경우에 귀마개를 사용해서 잠을 잘 때 아무런 방해를 받지 않으면 함께 잠을 자도 무방하지만, 해결책이 없을 정도로 수면에 방해를 주는 경우에는 따로 잠을 자는 등의 방법은 현실적이고 또 효율적인 대응법이라고 할 수 있습니다.

글을 마치며

마지막으로 제가 강조하고 싶은 이야기가 있습니다.

'평생 사용할 수 있는 건강 유지법'이 드디어 완성되었습니다! 수면 업무에 전념하여 일해 온 지 11년이 지났습니다. 그 사이에 배우고 연구하고 실천하면서 효과가 높았던 것만을 여기에 모았습니다.

이 방법을 실천하는 가운데, 저는 '나 자신의 건강은 나 스스로 유지할 수 있다'라는 확신을 얻었습니다. 실제로 점점 컨디션이 좋아지고 있으며, 지금은 스스로 저 자신의 뇌를 컨트롤해서 컨디션은 물론이고 매일매일 '마음의 상태'까지 조절할 수 있는 자각 의식을 지니게 되었습니다.

그리고 그 효과가 수치로 확인할 수 있는 가장 알기 쉬운 사례가 '기초 체온의 변화'입니다.

일반적으로 36℃ 후반의 체온이 가장 면역력이 높고 일하기에 적합하고 건강하다고 합니다.

지난 몇 년 동안 나의 건강검진 결과표를 보면, 방법상의 전략적 실천을 시작한 2016년에 36.1℃였던 것이 조금씩 올라가서 2019년에는 36.8℃가 된 것입니다. 지금의 체온도 대략 그 정도입니다. 0.7℃ 상승한 것에 대해서 저의 주치의 선생님도 깜짝 놀라고 있습니다. 본문에도 밝힌 바와 같이 최근 3년 동안 감기에 걸리지 않은 것으로도 이 방법에 의한 절대적인 효과가 입증되었다고 말할 수 있습니다.

여기에서 제가 여러분에게 다시 한번 강조하고 싶은 말씀은 다음과 같습니다. 매일매일 꾸준히 습관적으로 실천하는 것은 자신을 배신하지 않습니다. 여러분들도 꼭 자기 스스로 자력을 펼쳐서 '최고의 컨디션'과 '최고의 신체 기능'을 손에 거머쥐기 바랍니다.

이 책을 집필하는 데에 있어서 도움을 주신 분들이 대단히 많습니다. 도호대학(東邦大学) 명예교수로서 세로토닌 Dojo 대표인 아리타 히데호(有田秀穂) 선생님, 수면평가 연구기구의 마츠우라 노리코(松浦倫子) 선생님, 사운드치유협회의 기타 게이치로(喜田圭一郎) 이사장님, 이와사 비뇨기과 클리닉의 이와사 에이스케(岩佐英祐) 원장님, 카와다 페더사(社)의 가와타 도시카츠(河田敏勝) 사장님에게 감사의 말씀을 드립니다.

그리고 책을 간행하는 계기를 마련한 것은 동양경제(東洋経済)의 온라인 연재, 그리고 편집 담당인 구라사와 미사(倉沢美左) 부편집장님에게도 감사의 말씀을 드립니다. 그리고 모든 면에서 지지해 주신 모든 분들께 진심으로 감사의 말씀을 드립니다.

마지막으로, 쇼와니시카와(昭和西川)에 근무하고 계시는 여러분, 그리고 항상 아낌없는 애정과 지원을 주고 있는 저의 어머니에게 이 책을 바칩니다.

2020년 봄
니시카와 유카코(Yukako Nishikawa)

참고문헌

일본수면개선협의회 편, 「기초강좌 수면개선 연구」, 유마니출판사

시라카와 슈이치로, 「수면력을 올리는 방법」, 나가오카출판사

시라카와 슈이치로, 「비즈니스맨을 위한 숙면 독본」, 웨지출판사

시라카와 슈이치로, 「생명을 단축시키는 '수면 부채'를 해소한다」, 쇼텐샤

아가리 이치로 감수, 시라카와 슈이치로 편, 「수면과 정신건강」, 유마니출판사

미시마 가즈오, 「수면과 각성 최강의 습관」, 청춘출판사

미시마 가즈오, 가와바타 히로토, 「8시간 수면의 거짓말」, 닛케이BP사

우치야마 마코토, 「수면 이야기」, 쥬코신서

스티븐 J 보크, 마이클 보이에트 공저(우치다 코이치 역), 「신발견! 기적의 비약 멜라토닌」, 키코출판사

러셀 J 라이터, 조 로빈슨 공저(핫토리 아츠히코 감수, 오가와 토시코 역), 「기적의 호르몬 멜라토닌」 고단샤

샤스틴 우부네스 모베리 저(세오 토모코·타니 아케미 공역), 「옥시토신」, 쇼분샤

아리타 히데호, 「수면 호르몬 뇌내 멜라토닌 교육」, 간키출판사

아리타 히데호, 「스트레스 뇌가 행복한 뇌로 바뀌는 아침 5분의 습관」, 일본문예사

아리타 히데호, 「번쩍거리는! 나홀로 산채 미팅」, 키코출판사

아리타 히데호 감수, 「마음의 스트레스가 사라지는 처방전」, 다카라지마 출판사

아리타 히데호 감수, 「행복해진다 마음에 좋은 처방」, 다카라지마 출판사

아리타 히데호, 「자율신경을 리셋하는 햇빛을 받는 방법」, 산과계곡출판사

아리타 히데호, 나카가와 이치로 공저 「세로토닌 뇌 건강법」, 고단샤

후지카와 토쿠미, 「우울증 해소 식사」, 호죠출판사

후루야 아키코 저(시바타 시게노부 감수), 「식사시간을 바꾸면 건강해진다」, 디스커버 투엔티원

미츠이시 이와오, 「건강상식 100의 거짓말」, 겐토샤

나구모 요시노리, 「질명이 도망간다 자외선의 놀라운 힘」, 슈후노토모샤

평일

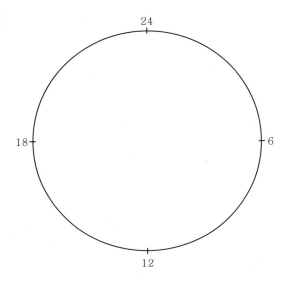

휴일

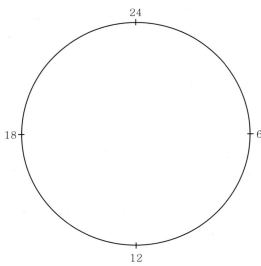

니시카와 유카코 (Yukako Nishikawa)

쇼와니시 주식회사 대표이사, 부사장. 수면개선 인스트럭터, 온천욕 지도사, 세로토닌 트레이너.

가큐슈인대학(学習院大学) 졸업후 「Vingtaine」, 「25ans」, 「부인화보」의 편집자로서 「허스트 부인화보사(婦人画報社)」에서 10년간 근무했다.

현재는 가업인 쇼와니시카와의 대표이사 겸 부사장, 수면연구가로서 「동양경제 온라인」에서 수면 관련 기사를 연재하고, 「미스 일본」 파이널리스트 스터디 그룹 및 「NHK 문화센터」 아오야마 교실 등에서 수면 강의를 하는 등 각종 매체에 기고 및 기업 강연 활동도 하고 있다.

과학적인 데이터를 참고로 하면서 자신의 신체를 몸소 실험 대상으로 해서 하루 동안의 신체 성능을 UP하기 위한 쾌면법(快眠法)을 매일 연구하고 있다.

2020년 3월부터 수면을 둘러싼 사업자, 중재자, 소비자, 학계 등, 다양한 업계를 총괄하는 기업 단체 등에서 설립한 「수면 서비스 컨소시엄」의 이사직도 맡고 있다.

▼ 쇼와니시카와(昭和西川) 홈페이지 :
  https://www.showanishikawa.co.jp

▼ 니시카와 유카코(西川ユカコ) 인스타그램 :
  https://www.instagram.com/yukako_showanishikawa

최강의 수면
꿀잠

초판 1쇄 인쇄   2021년 10월 20일
초판 1쇄 발행   2021년 10월 27일

지 은 이 | 니시카와 유카코(Yukako Nishikawa)
옮 긴 이 | 임영현(한국수면산업협회 회장)
펴 낸 이 | 박정태
편집이사 | 이명수   출판기획 | 정하경
편 집 부 | 김동서, 위가연
마 케 팅 | 박명준   온라인마케팅 | 박용대
경영지원 | 최윤숙

펴낸곳   BOOK STAR
출판등록   2006. 9. 8. 제 313-2006-000198 호
주소   파주시 파주출판문화도시 광인사길 161 광문각 B/D 4F
전화   031)955-8787
팩스   031)955-3730
E-mail   kwangmk7@hanmail.net
홈페이지   www.kwangmoonkag.co.kr

ISBN   979-11-88768-44-8   03510
가격   16,000원